写真でみる
脳血管障害の針灸治療
―――「醒脳開竅法」の理論と実際―――

天津中医薬大学第一付属医院名誉院長　石学敏／著
兵頭　明／監訳＋学校法人衛生学園（旧・後藤学園）中医学教育臨床支援センター／訳

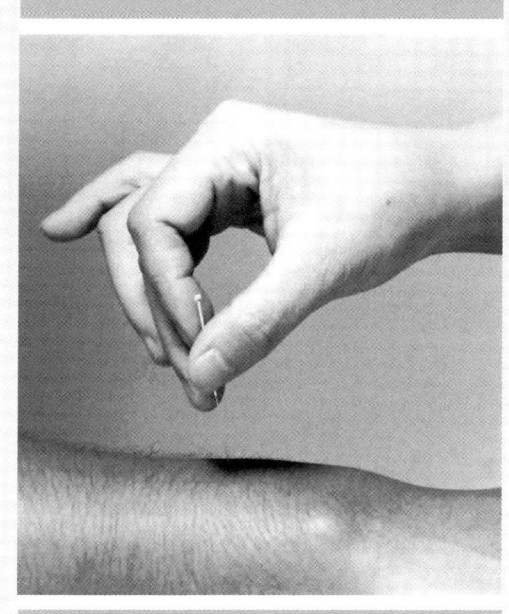

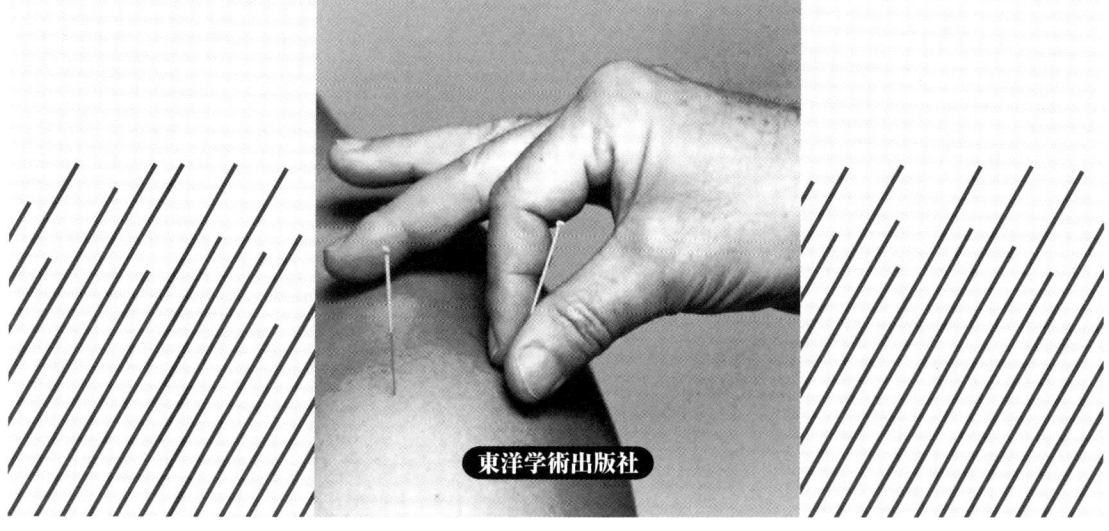

東洋学術出版社

著　者	石　学　敏	
監　訳	兵頭　　明	
訳　者	学校法人衛生学園（旧・後藤学園）	
	中医学教育臨床支援センター	
	神田　彰久	
	兵頭　　明	
	渡辺　明春	
撮　影	岡田　明彦	
表　紙	市川　寛志	
協　力	学校法人衛生学園（旧・後藤学園）	
	医療法人財団仁医会牧田総合病院	
	医療法人財団天京会牧田クリニック	

まえがき

　中風－脳血管障害の予防と治療は，中国のみならず世界の医学界で大きな課題とされています。本病は人類の健康を多大に脅かす疾病の1つであり，死亡率ならびに後遺症を残す確率は現在でも非常に高いものとなっています。地球上での本病の発症は1日数十万人とも言われており，本人およびその家族に極めて深刻な苦痛をもたらしています。

　したがって本病の予防ならびに治療に対する研究は，人類およびその家庭の切実な要望であり，また私ども医療スタッフの大きな課題でもあります。この点から出発して，私は1973年から中風病の臨床研究ならびに発症原理について20年にわたって研究を行い，一定の独自の成果をおさめてきました。この治療法の大きな特徴は針灸を主な手段としたところにあり，治療研究およびそのメカニズムの研究において，驚くべき突破口を切り開くことができました。これは中風病の治療と予防という課題に対し，まったく新しくかつ有効な道を開くものであります。

　本書では，私どもが行ってきた「針による中風治療－醒脳開竅法」の全臨床研究過程とその内容，また実験データを紹介しております。数年来，私はこの独自の治療法を日本の医療専門家に紹介してきましたが，この治療法により日本国のより多くの中風患者に福音をもたらすことができれば，このうえもなく光栄であり，喜ばしいことであります。

　最後に，本書中には意図したところが十分にはたされなかった点が多々あろうかと存じますが，御一読の上，御批判，御教示をいただければ幸いです。

　　　　　　　　　　　　　　　　　　　　　　　　　　　著者　石学敏
　　　　　　　　　　　　　　　　　　　　　　　中国　天津にて　1991年3月15日

凡　例

1．本書は，石学敏教授が開発した「醒脳開竅法」の理論と実際を，中国を含めて世界で最初に書籍として紹介したものである。著者の好意により，このたび日本で発行することになった。
2．経穴の選択および刺入角度，深度，操作のすべてを理解しやすいように，日本側が教授の実技を連続写真で記録に収めた。ＣＴ写真は著者から提供された。図版は原文にはなく，日本側が作成した。
3．巻末の付録2は，天津中医学院第1附属医院・王崇秀助教授が，医療法人財団仁医会牧田総合病院で行った「醒脳開竅法」の技術指導内容を，学校法人後藤学園講師・似田敦氏が整理作成した。
4．本文中の訳注は，短いものは文中に〔　〕で囲んで挿入し，長い説明を要するものはポイントを落として随所に挿入した。
5．本療法は，脳血管障害に対する治療法としては画期的な意義をもっている。ＣＴ写真で確認できるように，脳内出血，脳血栓が本療法によって明らかに縮小し，治癒にいたっている。3ヵ月以内の早期治療を開始すれば，高い治癒率で早期回復が可能である。本療法は，治療効果が高いということのほか，救急治療における針灸の役割を開いた意味でも，また針灸治療のあり方に1つのエポックを生み出したという点でも画期的である。
6．本書では，本療法が中国の伝統と経験を基礎に発展・開発されたものであることを特に強調するため，歴代の脳血管障害に対する伝統医学の認識と治療方法をも紹介してある。

目　次

まえがき …………………………………………………………………… I

第1章　醒脳開竅法による中風の治療 …………………… 9

Ⅰ　概説 …………………………………………………………… 9
　1　中風治療の歴史的経緯と現況 …………………………………… 9
　2　「醒脳開竅法」の登場 …………………………………………… 10

Ⅱ　醒脳開竅法の基本理論 ……………………………………… 11
　1　醒脳開竅法の理論的根拠 ………………………………………… 11
　2　醒脳開竅法の学術的特長と3つの創案 ………………………… 11
　　1．病因病機に見られる継承と新しい解釈 ……………………… 11
　　2．選穴と配穴に見られる継承と新しい解釈 …………………… 12
　　3．刺針の方向と深さ，刺針手技上に見られる継承と新しい解釈 ……… 12

Ⅲ　醒脳開竅法の治則・処方・操作 ………………………… 14

Ⅳ　中風後遺症と合併症の治療 ……………………………… 29
　●口眼歪斜（中枢性顔面神経麻痺） ……………………………… 29
　●失　語 ……………………………………………………………… 34
　●肩関節痛 …………………………………………………………… 39
　●内反尖足 …………………………………………………………… 44
　●失　明 ……………………………………………………………… 47
　●難　聴 ……………………………………………………………… 49
　●構語障害・嚥下困難（仮性球麻痺） …………………………… 51
　●便　秘 ……………………………………………………………… 54
　●癃　閉（尿貯溜） ………………………………………………… 58
　●小便点滴（尿失禁） ……………………………………………… 60
　●褥　瘡（Ⅰ～Ⅲ度） ……………………………………………… 65

第2章　中風理論の歴史的沿革 ……………………………… 66

1　『内経』に見られる中風理論 ………………………………… 66
　　1．病変機序に関する記載 …………………………………… 66
　　2．予防・保養に関する記載 ………………………………… 67
2　『傷寒雑病論』・『金匱要略』中風歴節脈証併治に見られる
　　中風理論 ……………………………………………………… 67
3　『甲乙経』に見られる中風理論 ……………………………… 67
4　隋・唐から宋代に見られる中風理論 ……………………… 68
5　金元時代に見られる中風理論 ……………………………… 68
6　明・清代に見られる中風理論 ……………………………… 69
7　王安道による中風理論 ……………………………………… 69
8　張景岳の説 …………………………………………………… 69
9　清代から近代に見られる中風理論 ………………………… 70
10　今日の弁証の根拠とされる張山雷の説 …………………… 70
11　王肯堂,王清任,李中梓の説 ………………………………… 70
12　「中風前兆」 …………………………………………………… 70

第3章　中風の病因病機 …………………………………………… 72

　　1．五志過極,化火生風 ……………………………………… 72
　　2．陰虚陽亢,陰陽失調 ……………………………………… 72
　　3．飲食不節,労倦内傷 ……………………………………… 72
　　4．正気不足,経脈空虚 ……………………………………… 73

第4章　歴代針灸法の紹介 ………………………………………… 74

　　1．針灸医師の条件 …………………………………………… 74
　　2．組織器官の内在関係,谷,谿について …………………… 74
　　3．治療前の要求 ……………………………………………… 74

- 4．厥逆の部分的な症状と治療原則 ……………………… 75
- 5．病変部位と治療原則との関係 ………………………… 75
- 6．痿証の治療 ……………………………………………… 75
- 7．巨刺法の弁証根拠，絡病による厥の治療原則 ……… 76
- 8．病因，病痛部位と治療選穴との関係 ………………… 76
- 9．維筋相交について ……………………………………… 76
- 10．厥逆の発病メカニズム ………………………………… 77
- 11．胃気と肌肉との関係 …………………………………… 77
- 12．中風の病位とその治療原則 …………………………… 77
- 13．『玉龍歌』の中風治療3穴 ……………………………… 77
- 14．『百症賦』の中風要穴 …………………………………… 78
- 15．『通玄指要賦』の諸穴の効能 …………………………… 78
- 16．『聖済総録』の灸による中風治療 ……………………… 78
- 17．『普済方』の灸による中風治療 ………………………… 78
- 18．『針灸大成』の中風前兆の対処法 ……………………… 79
- 19．初期の中風に対する救急刺針法 ……………………… 79
- 20．中風後遺症の治療法 …………………………………… 79
- 21．『針灸大成』の中風分類とその治療 …………………… 80
- 22．『医宗金鑑』の中風治療穴 ……………………………… 80
- 23．現代中風治療の常用配穴 ……………………………… 81

第5章　醒脳開竅法の臨床効果の分析 …………………… 82

- 1．症例選択 ………………………………………………… 82
- 2．臨床資料分析 …………………………………………… 82
- 3．治療効果 ………………………………………………… 83

第6章　醒脳開竅法の基礎実験研究 ……………………… 87

- 1　電気生理学的観察 ……………………………………… 87

	1．脳血流図観察 ……………………………………………	87
	2．脳波観察 …………………………………………………	88
2	醒脳開竅法による脳血管障害治療の微小循環に対する影響 ………	88
	1．方法および判定 …………………………………………	88
	2．結果 ………………………………………………………	88
3	血流量変化の観察 …………………………………………………	90
	1．方法と組分け ……………………………………………	90
	2．実験方法 …………………………………………………	90
	3．結果 ………………………………………………………	91
4	醒脳開竅法の体外血栓に関する実験研究 ………………………	92
5	動物実験 ……………………………………………………………	92
	1．マウスによる常圧耐酸欠実験 …………………………	92
	2．醒脳開竅法のラット実験に対する抗血栓形成の研究 ………	92
6	まとめ ………………………………………………………………	93

第7章　CT症例集 …………………………………………… 94

付録1　基本補瀉手技 ……………………………………………… 110

付録2　醒脳開竅法に用いる経穴と刺針技術 …………………… 117

あとがき ………………………………………… 兵頭　明　123

第1章
醒脳開竅法による中風の治療

I　概説

　中風は，またの名を「卒中」ともいう。発症が急激で，多くの症状を呈し，変化が早いという特長があるが，それが，「風善行数変[1]（風は善く行りて数々変ず）」という風の特長に似ていることから，中風と呼ばれている。

　本病は急激な意識障害，口眼歪斜，言語障害，半身不随を主症とする。また，よく見られる合併症としては，発熱，めまい，嚥下困難，失明，聴覚障害，動悸，胸痛，咳嗽，呼吸促迫，吐血，下血，便秘，褥瘡等がある。本病はまた再発しやすく，後遺症を残すことも多い。発病率，死亡率ともに高く，生命を脅かす疾患の1つである。

1──中風治療の歴史的経緯と現況

　中風の証候については，『内経』に初めて記載されているが，その理論の発展は初期から完成に至るまで，中国針灸学発展史の全過程と相通じている。歴代医学家の数千年にわたる努力により，中風の病因，証治，予防，療養等の総合的に完成された学説として形成されており，中医学においても重要な位置づけがなされている。

　ところでこの中風は，現代医学では脳血管障害の範疇に属している。すなわち一過性脳虚血，脳血栓，脳塞栓，脳出血，仮性球麻痺，脳ヘルニア等によく見られる。アテローム性動脈硬化も，中風に最もよく見られる病因であり，血液動力学と血液粘度の変化がその病理的基礎になっている。また，精神的緊張，感情のたかぶり，過労，性欲失調，酒タバコのとりすぎ，気候の変化等は，すべて本病の誘発素因となっているが，近年，本病の若年齢化の傾向が見られる。

　また，CTの応用により，脳梗塞に類似した出血性所見の発見や，梗塞後に続発する出血も少なくないことがわかってきた。2回あるいは数回におよぶ脳卒中，一側あるいは両側の脳幹損傷も年をおって増加傾向にある。

2 ──「醒脳開竅法」の登場

　中風の予防・治療と研究は，現在医学界の直面している大きな課題の１つである。

　石学敏教授は，1972年から開始した中風の病因病機・病候に関する緻密な研究，および歴代医学家の学術思想と現代医学の神経系統・解剖生理の研究を通じて，中風についての「竅閉神匿」という病機説を提唱し，「醒脳開竅刺針法」を創案した。そしてそのなかで，中風の前兆，中経絡，中臓腑，中風の後遺症および中風による失明，聴覚障害，構語障害，嚥下困難，便秘，癃閉，尿失禁，褥瘡など11の合併症と後遺症に対して，系統的にまとまった治則・処方・操作方法および看護基準を確立した。また十数年にわたる各科の共同研究により，刺針手技量学の４大要素を提起し，科学的で系統的な規範化された中風治療の理・法・方・穴・術を確定した。

　1972年～1988年の17年間に，入院治療患者総数2959例の脳血管障害患者に対して「醒脳開竅刺針法」（以下「醒脳開竅法」という）による治療を行った。その結果は次のとおりである。なお総有効率は96.42％であった。

	治　癒	著　効	好　転	無　効	死　亡
症　例	1698例	542例	613例	47例	59例
比　率	57.38％	18.32％	20.72％	1.59％	1.99％

訳注１）風善行数変──風の特性は流動性が大きく，変化に富んでいるということ。

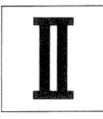

II 醒脳開竅法の基本理論

　醒脳開竅法による中風の治療は，1972年から石学敏教授を中心に開発提起されたものである。本治療法の開発は伝統中医学理論を基礎とし，現代医学理論と臨床実践という3要素によって確立されたものである。

1 醒脳開竅法の理論的根拠

① 脳は神[1]を蔵す

　中国伝統医学における脳の生理機能に対する認識は，「奇恒の腑」[2]という認識から始まり，「脳は神を蔵す」に至るまでの飛躍過程があった。『内経』時代には，「脳は奇恒の府をなす」，「脳は髄海[3]をなす」と考えられ，その生理機能の失調については，「髄海不足，則脳転耳鳴，脛酸眩冒，目無所見，懈怠安臥」[4]とされている。

　また脳と経脈の関係（絡属関係）については，腎，膀胱，肝，胃，督脈は頭頂部に上行し，脳に連絡しているとされている。『素問』脈要精微論の中で，すでに「頭は，精明の府[5]」と名言されていることは重要な価値がある。

② 脳は元神の府[6]を為す

　春秋時代から明代に至るまでの基本的に一致した観点は，「心は神明を主る」というところにある。これは，心はあたかも国家元首のようなものであり，人体における精神・意識および臓腑機能の一切を主宰しているという考え方である。

　明代の李時珍は卓越した認識を展開しており，「心は神明を主る」に対して「脳は元神の府をなす」という説を提起している。このような脳の生理機能および病理変化に対する認識が提起されたことは，中医学において1つの飛躍となった。

　清代の王清任は，「霊機，記性不在心在脳」[7]という説を提起した。また張錫純は，さらに「人之元神蔵於脳，人之識神発於心」[8]という一歩進んだ説を唱えた。これらは「脳は神明を主る」の説をさらに補充するものである。

　現代医学においては，脳は人体生命活動を主宰しており，人の精神・意識・思惟・運動を指揮する中枢とされている。

　以上のような歴史的認識と現代医学理論をふまえて分析すると，意識障害と四肢の運動障害という中風患者の2大症状は，「元神の府」の損傷により脳竅[9]が閉塞して起こることがわかる。したがって「醒脳開竅」という治則は，すべての中風病治療の原則となる。これは中国医学の中風理論に関する1つの発展としてとらえることができる。

2 醒脳開竅法の学術的特長と3つの創案

[1] 病因病機に見られる継承と新しい解釈

　歴代の「外風」から「内風」に至る認識の発展，気血痰火から肝腎陰虚，心脾不足に至

るまでの病機説をふまえて，中風病の根本的な病理メカニズムは，「竅閉神匿，神竅隠匿」[10]にあることが明確になった。したがって，神竅が閉塞することにより五臓六腑や四肢百骸はその元首の主宰を失い，意識障害や運動障害，言語障害等が現れる。また，動悸，嘔血，便血，喘咳等の気血逆乱による症状等も現れやすい。

［2］ 選穴と配穴に見られる継承と新しい解釈

歴代の中風治療の多くは，「治痿独取陽明」[11]という理論にもとづき，その選穴・配穴は主として陽経から取穴されていた。ところで，醒脳開竅法は，前述した中風の病因病機の考えにもとづき，その治則は「開竅啓閉」[12]，「滋補肝腎」をメインとし，疏通経絡をサブとしている。これは「開竅啓閉」により元神の府の改善（脳の生理機能の改善）をはかり，サブ的に四肢の経絡の経気の疏通をはかるというものである。

> 主穴：内関，人中，三陰交
> 副穴：極泉，尺沢，委中

現代医学的研究により，人中と三陰交には脳の血液循環を著明に改善する作用が認められており，また脳の血液灌流量および血管弾性を増加させることが認められている。内関には心機能の調整に大きな効果があり，心筋収縮力を増強，心拍出量を増加させる作用がある。また心機能の改善と同時に脳の血液灌流量を増加させる作用がある。

この3穴の相互作用は，神経組織の代謝と修復を促進し，さらに大脳の生理機能の改善を促進する。これにより「醒脳開竅」という刺針による治療効果を収めることができるのである。

［3］ 刺針の方向と深さ，刺針手技上に見られる継承と新しい解釈

歴代の医家は中風の治療に補法を多く採用しているが，石学敏教授はこれを基礎としながら数多くの臨床実践を通じて，刺針の方向，深さ，手技の速度，時間および治療間隔を要素とする「手技量学概念」を提起している。

数千年来，数多くの説がとびかい，一致した見解がなかった刺針手技は，この醒脳開竅法によって規範化と統一化がなされた。これは，中風病の治療効果の向上および刺針手技の発展にとっての大きな貢献と考えられる。

訳注1）神――神とは，人の精神意識と思惟活動を指す。また生命の活動現象の総称である。
　　2）奇恒の腑――「奇恒の府」は形が腑に類似し，役割も臓に類似しているが，臓に似て臓でなく，腑に似て腑でなく，一般の臓腑とは，その役割に異なるところがある。これには脳，髄，骨，脈，胆，女子胞（子宮のこと）がある。「奇恒」とは，常と異なるという意味である。
　　3）髄　海――脳のこと。髄が頭腔内に集まって脳を形成すること。
　　4）髄海不足，則脳転耳鳴，頸酸眩冒，目無所見，懈怠安臥――髄海が不足すると，脳が旋回しているようなめまいや耳鳴り，下腿のだるさ，頭がぼんやりする，視力低

下，倦怠，喜眠が起こる。
5）精明の府——頭部を指す。五臓六腑の精気はすべて上って頭部，顔面部で会合している。
6）元神の府——脳を指す。「元」はかしらの意味で，「元神」とは，人体の高級中枢神経の機能活動を指す。「府」とはそのあり場所を指す。
7）霊機，記性不在心在脳——記憶力は心にではなく脳にあること。
8）人之元神蔵於脳，人之識神発於心——人の元神は脳に蔵されており，人の識神は心より発するという意味。
9）脳　　竅——脳のこと。
10）竅閉神匿，神竅隠匿——脳竅が閉じることにより，神（精神，意識）が表面に出れず，隠れた状態になること。
11）治痿独取陽明——痿（萎縮）の病を治療するときは，ただ陽明を取ればよいということ。
12）開竅啓閉——啓にも開くという意味がある。竅を開く，閉じている状態を開くこと。

第1章　醒脳開竅法による中風の治療

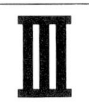 醒脳開竅法の治則・処方・操作

| 治　則 | 醒脳開竅，滋補肝腎，疏通経絡 |

| 処　方 | 主穴：内関，人中，三陰交
副穴：極泉，尺沢，委中
　　　風池，完骨，天柱 |

処方解説

［内関］内関は，八脈交会穴であり，陰維脈に通じており，心包経の絡穴である。内関には養心安神，疏通気血の作用がある。

［人中］人中は，督脈に属し，手足陽明の交会穴である。督脈は胞中より起こり，上行して脳に入り頭頂に達している。督脈は全身の陽気を統轄し，開竅啓閉，健脳寧心の作用がある。この内関と人中の配穴により，醒脳，調神，開竅をはかる。

［三陰交］三陰交は，足三陰経が交会しており，滋補肝腎，益髄充脳の作用がある。

［極泉・尺沢・委中］極泉は，手少陰心経の合穴であり，尺沢は手太陰肺経の合穴であり，委中は足太陽膀胱経の合穴である。この3穴を配穴して用い，上下肢の経脈の疏通をはかる。

［風池・天柱・完骨］風池，天柱，完骨により，補益脳髄，開竅，利機関〔関節の調節〕をはかる。

操　作

◆**内関**(両側)：直刺で1～1.5寸刺入する。捻転法と提挿法を結合させて瀉法を施す。施術は1分間行い，針感を指の末端に放散させる。

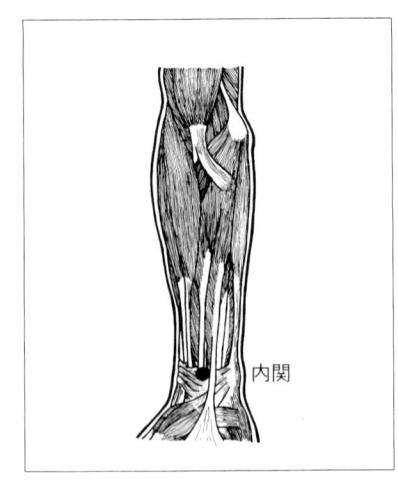

■内 関■

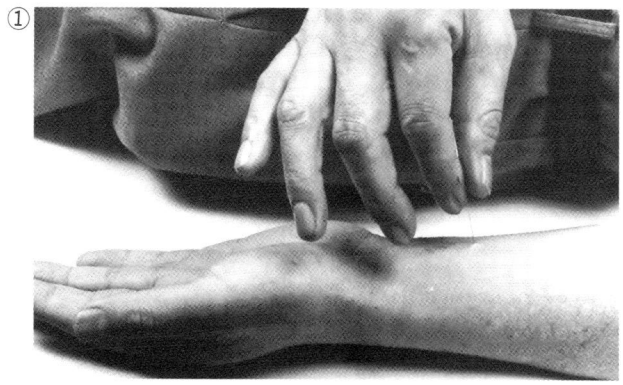

①直刺で1〜1.5寸刺入する。

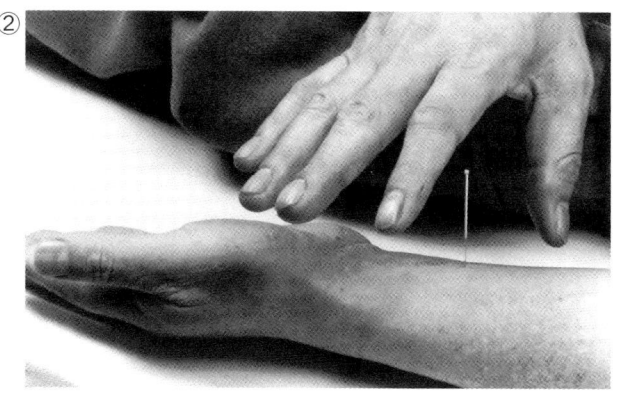

②捻転法と提挿法を結合させた瀉法を1分間施す。

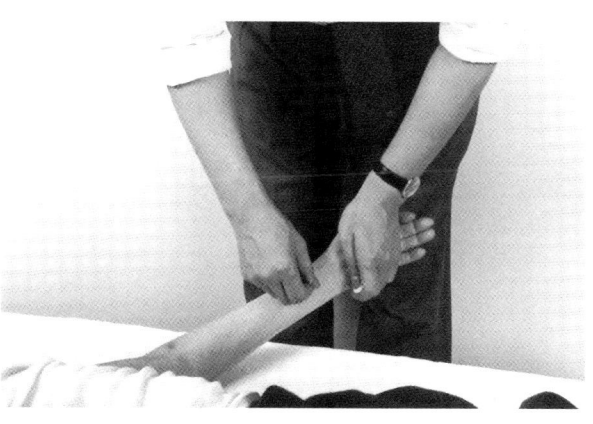

③臨床では一般に患者の腕関節を左手で固定し、ベッドから上にやや持ち上げて手技を施す。

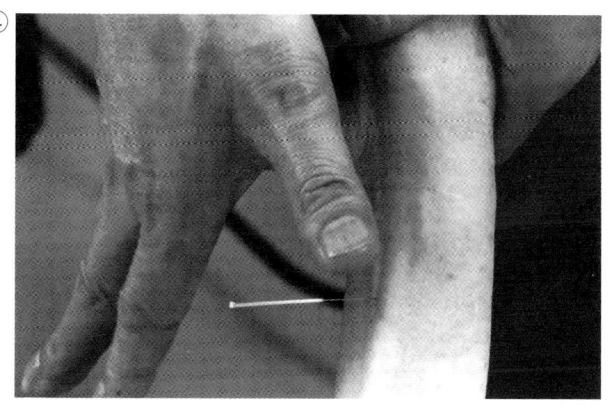

第1章　醒脳開竅法による中風の治療

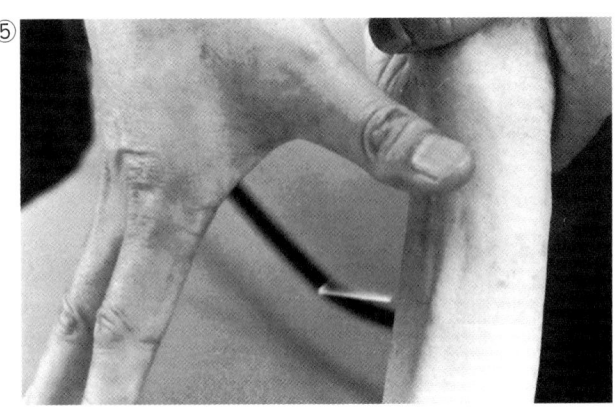

⑤針感を指の末端に放散させるように手技を行う。

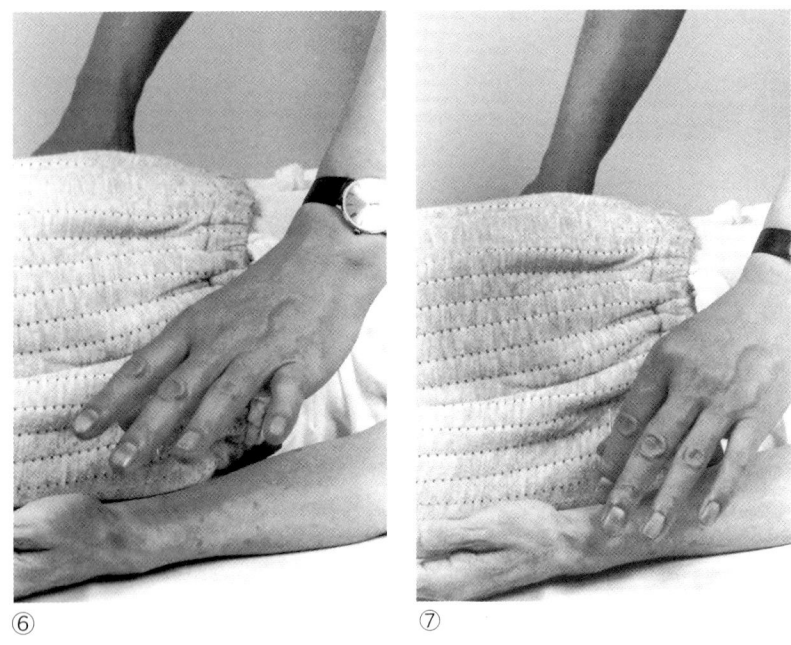

⑥　　　　　　　　　　　　　⑦

⑥⑦両手で同時に手技をおこなうこともある。

◆人中：人中溝の上1/3に取穴し，針尖を鼻中隔下に向けて3〜5分刺入する。強い雀啄法を施す。眼球に涙が充満するまで手技を施す。

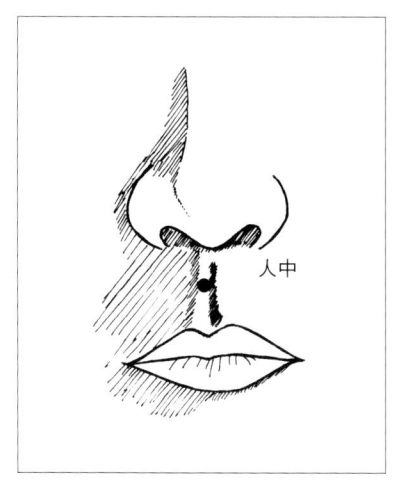

▮人　中▮

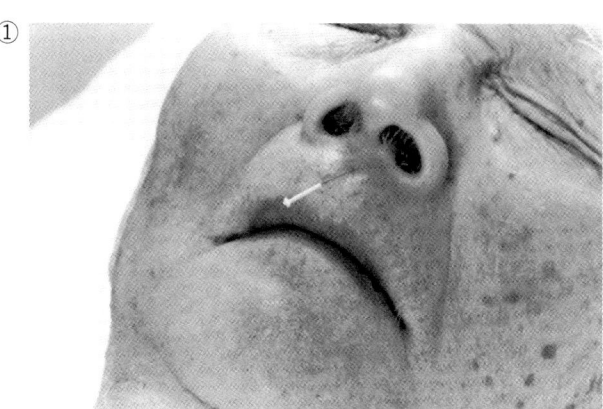

①人中溝の上1/3に取穴し，針尖を鼻中隔の下に向け3〜5分刺入する。

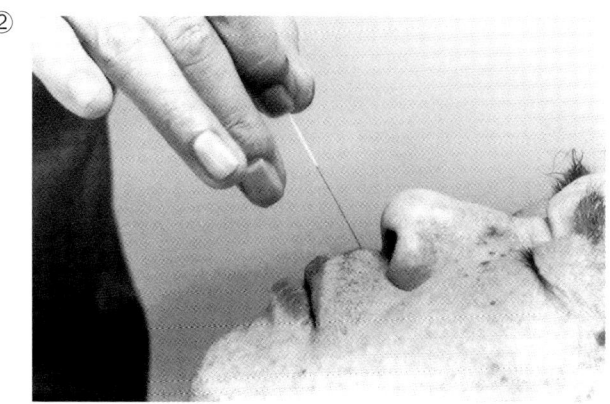

②針を同一方向に360°回転させ，皮下組織にからませ固定する。眼球に涙が充満するまで強い雀啄法を施す。

第1章 醒脳開竅法による中風の治療

◆**三陰交**（患側）：内果の上3寸に取穴する。脛骨後縁から1～1.5寸斜刺する。針体は皮膚と45度角になるようにする。提挿補法を用い，患者の下肢を3回躍動させる。

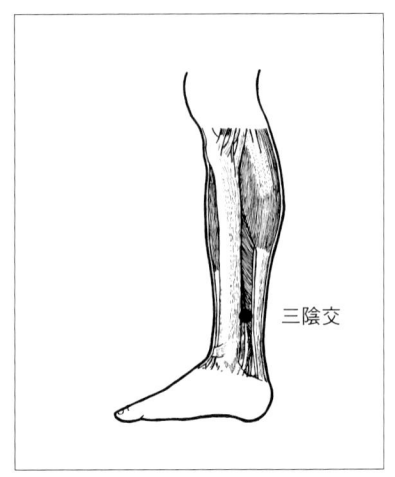

▮三陰交▮

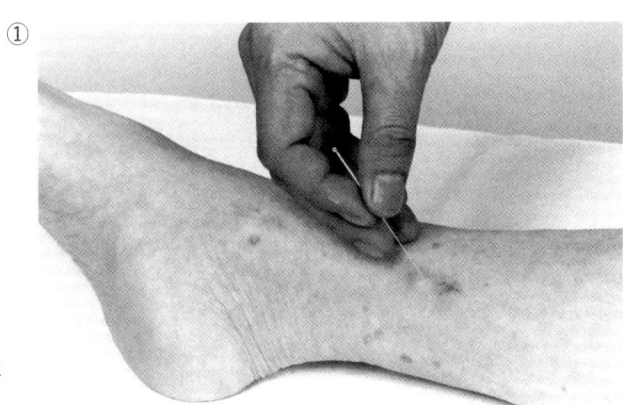

①内果の上3寸，脛骨後縁に取穴する。

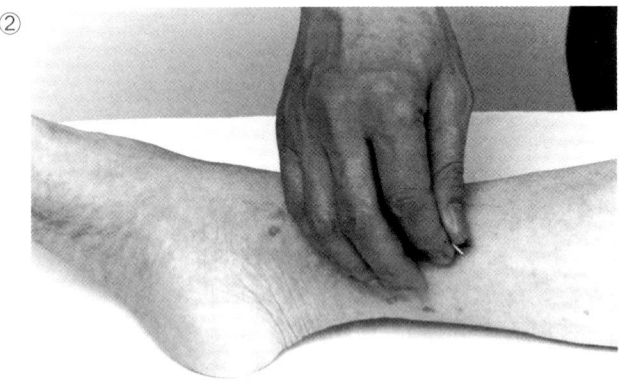

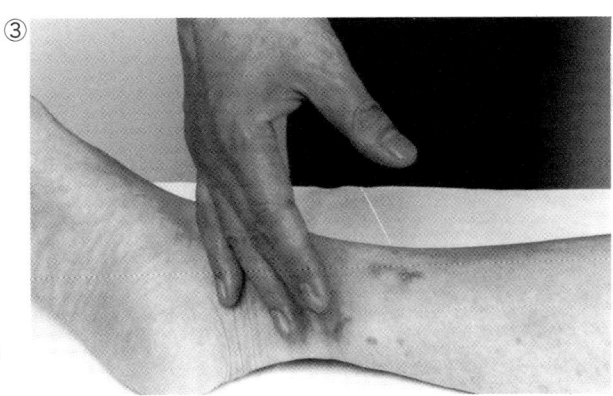

③皮膚と45度角になるように刺針する。

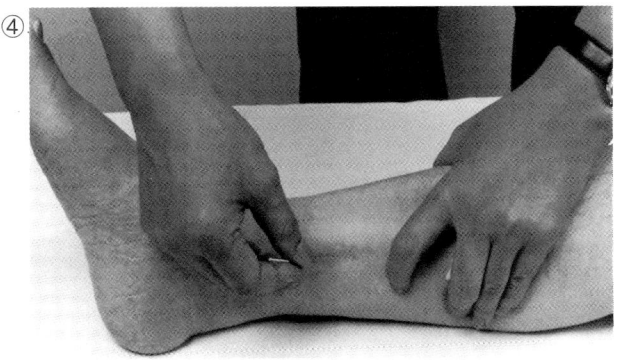

④左手で患側を固定する。

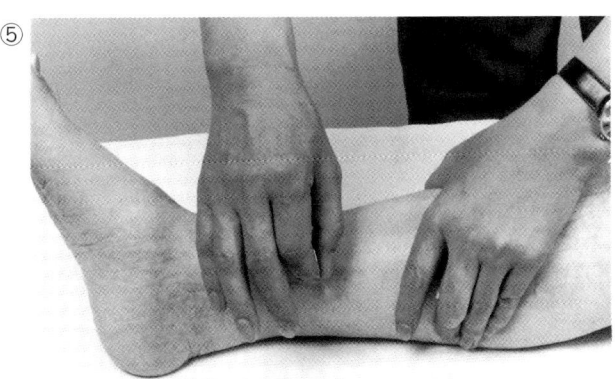

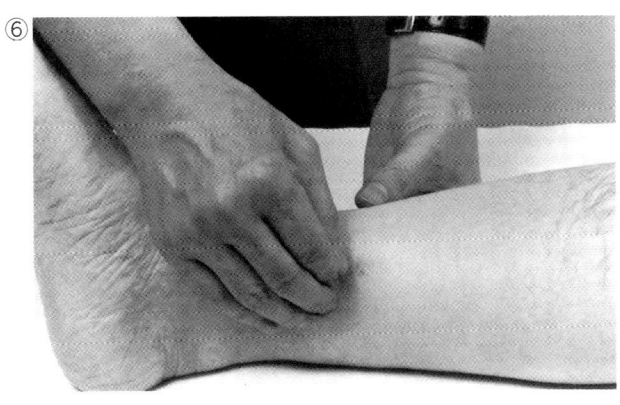

第1章　醒脳開竅法による中風の治療

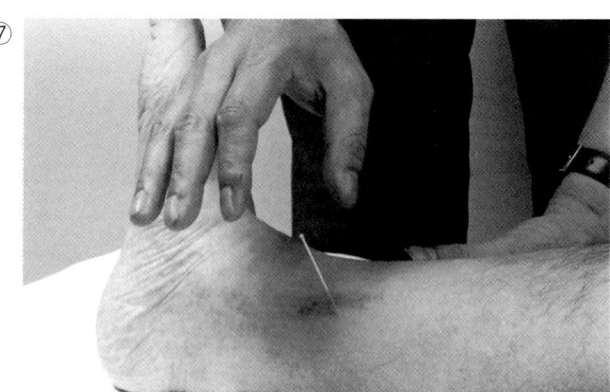

⑦手技を施すと強い躍動がみられる。

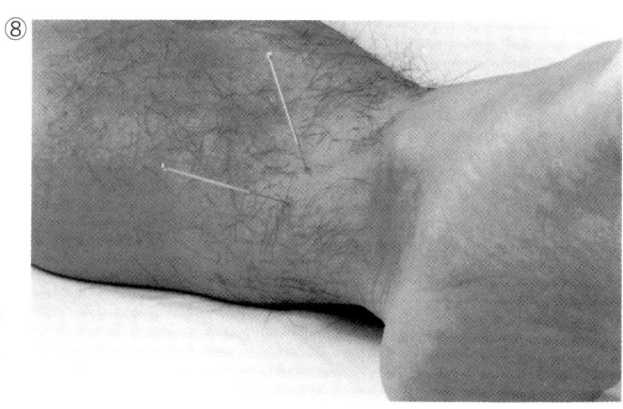

⑧三陰交における一般的な刺入法（部位，角度）と醒脳法の刺入法比較。

◆**極泉**(患側)：腋窩横紋から心経の走行にそって1寸下に取穴する。直刺で8分～1.5寸刺入し，提挿瀉法を施す。患側の上肢を3回躍動させる。

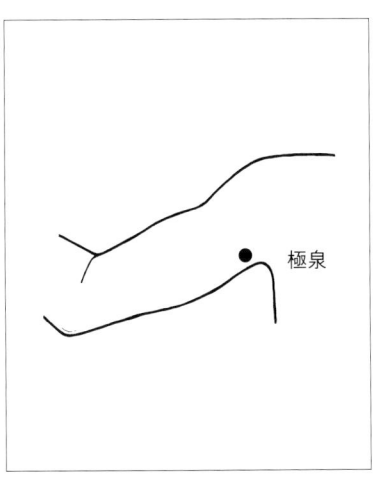

▎極　泉▎

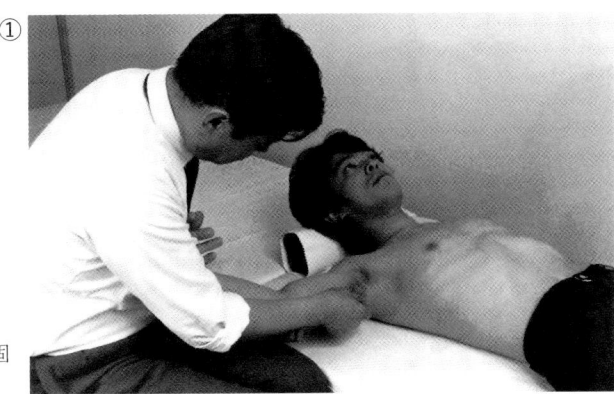

①患者の上肢をこのように固定して刺入。

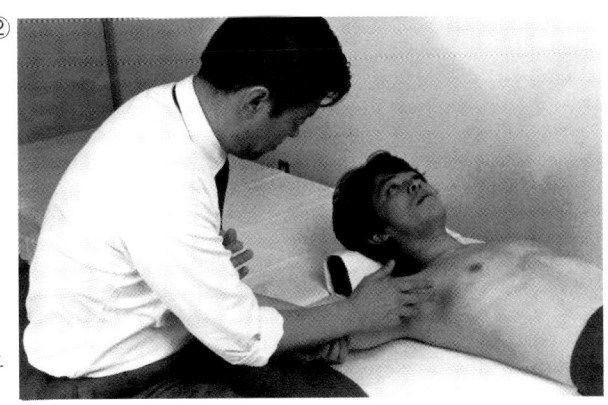

②提挿瀉法を施し，患側の上肢を3回躍動させる。

第1章 醒脳開竅法による中風の治療

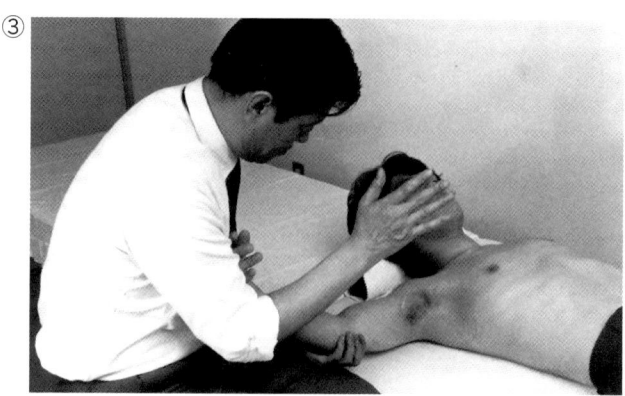

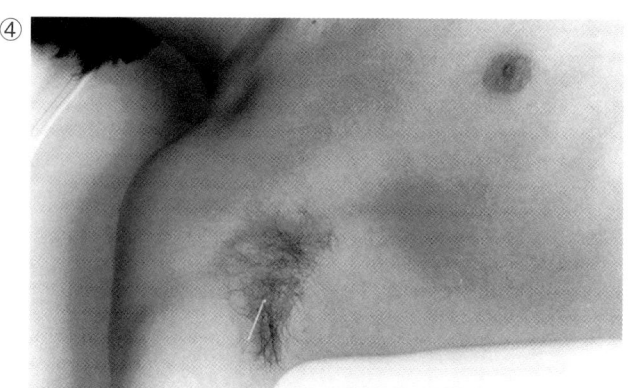

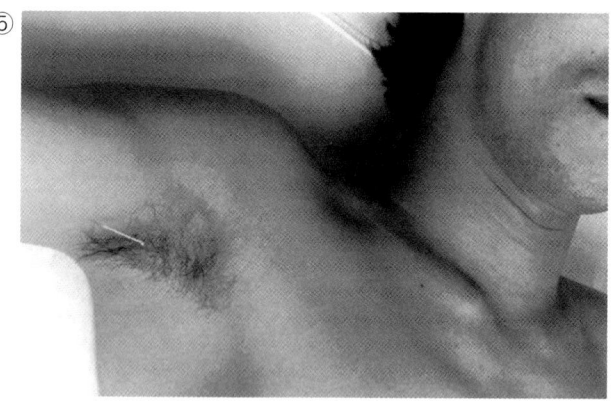

⑤腋窩横紋から心経の走行にそって1寸下に取穴する。

◆尺沢（患側）：肘窩横紋の中央の上腕二頭筋腱の外側縁から外方0.5寸に，直刺で0.5〜1寸刺入し，提挿瀉法を施す。患側の前腕および腕を3回躍動させる。

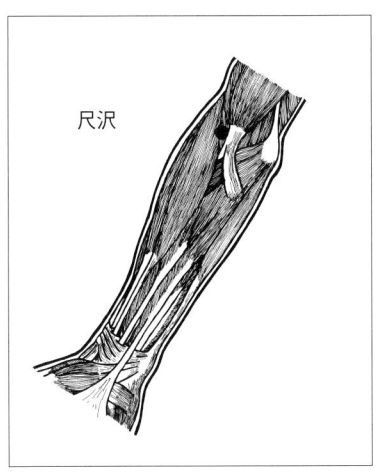

尺　沢

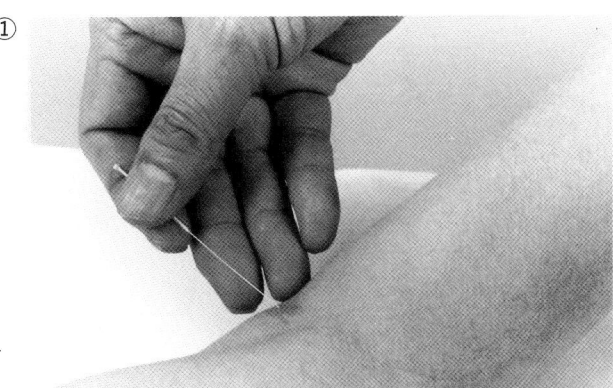

①肘窩横紋の橈側端に取穴する。

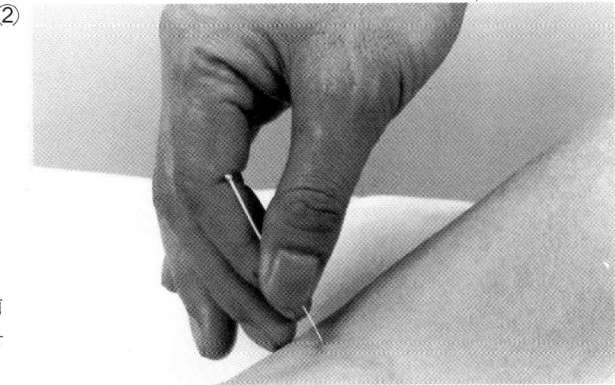

②提挿瀉法を施し，患側の前腕および腕を3回躍動させる。

第1章　醒脳開竅法による中風の治療

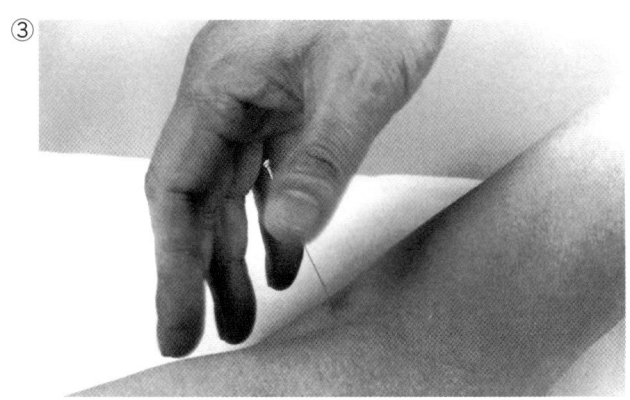

③

◆**委中**（患側）：仰臥位で下肢を挙上して取穴する。1～1.5寸刺入し、提挿瀉法を施す。患側の下肢を3回躍動させる。

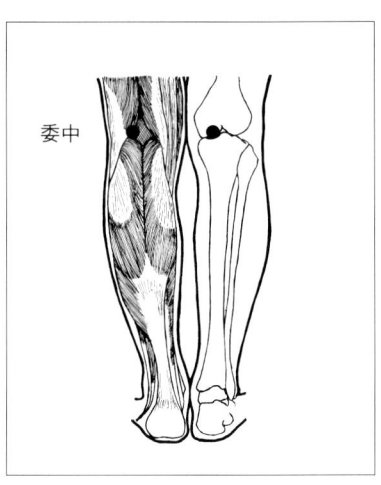

委中

▌委　中▌

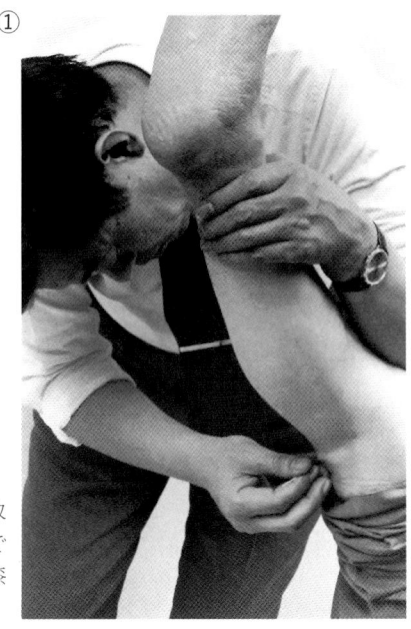

①

①仰臥位で下肢を挙上して取穴する。ここでは左の手で足首を持ち、肘で患者の膝を固定する。

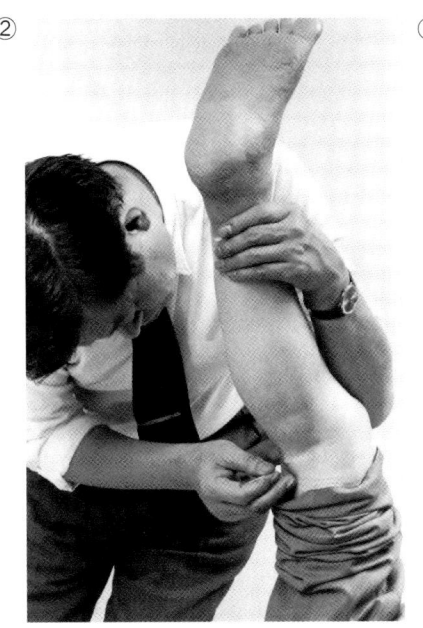
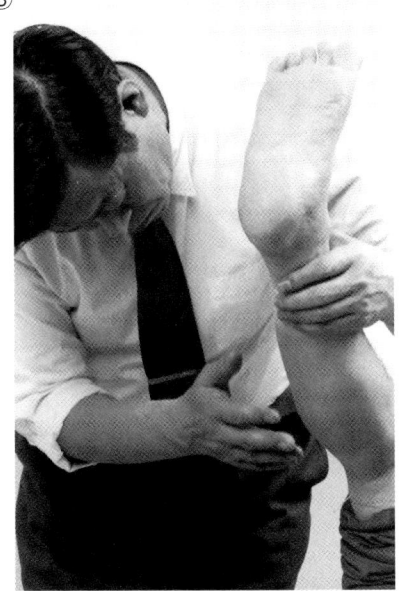

②提挿瀉法を施し,患側の下肢を3回躍動させる。

◆風池・天柱・完骨(両側):針尖を対側の眼球に向けて1〜1.5寸刺入する。捻転補法を1分間施す。天柱,完骨への手技も,風池と同様に行う。

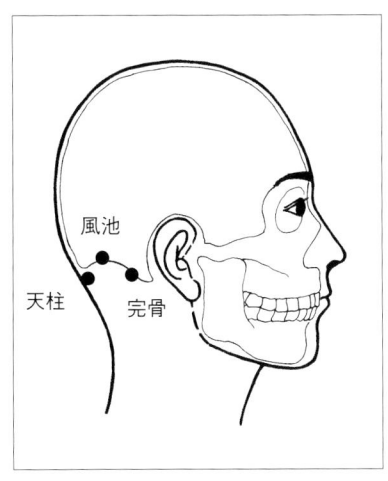
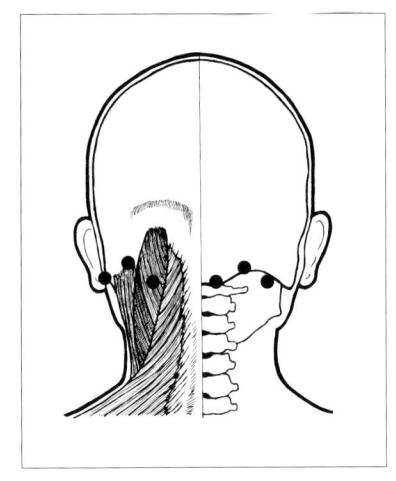

∥風　池∥

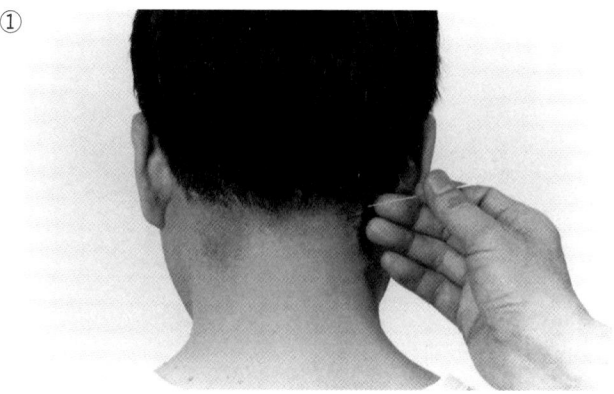

①坐位にて取穴する。

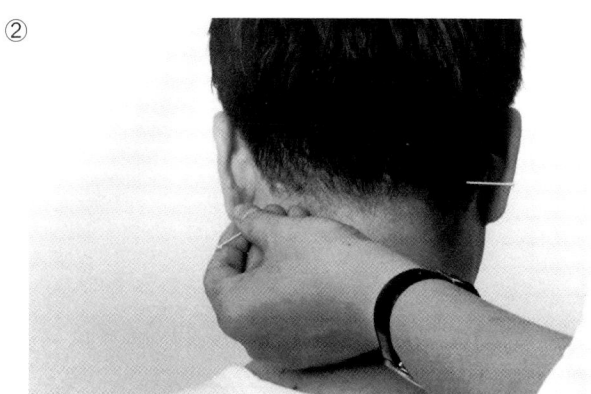

②針尖を対側の眼球に向けて
　1〜1.5寸刺入する。

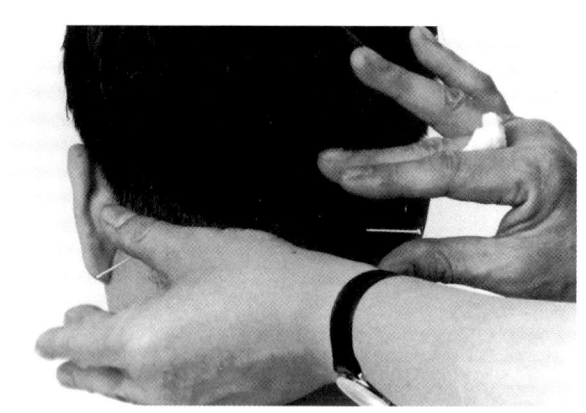

③捻転補法を1分間施す。

■天　柱■

①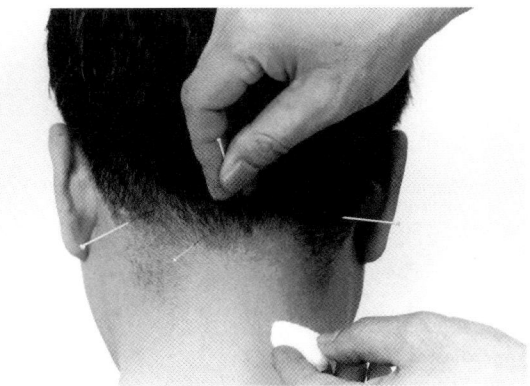

①坐位にて取穴する。

②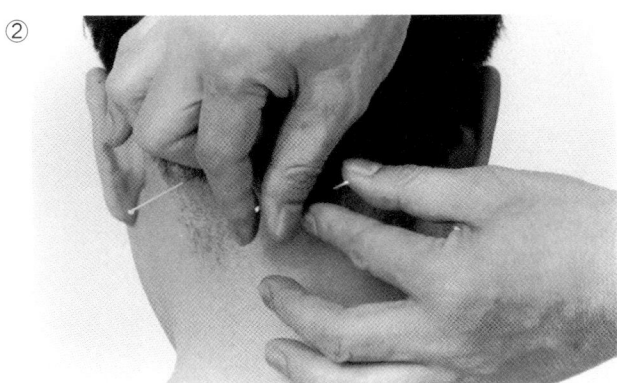

■完　骨■

①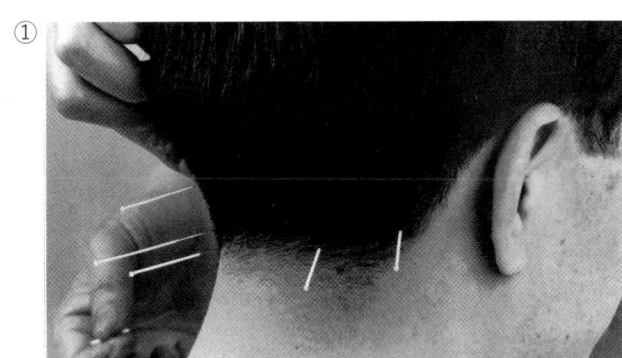

①坐位にて取穴する。

②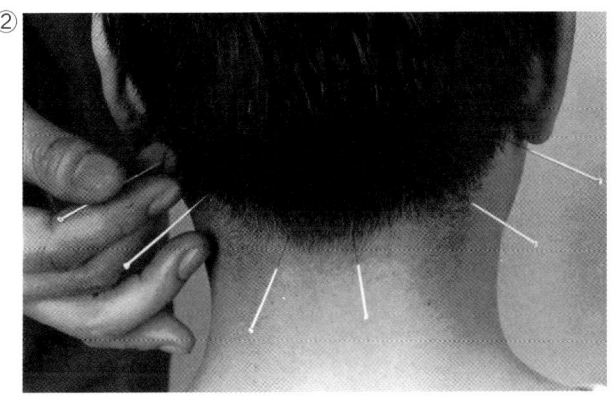

②捻転補法を1分間施す。

第1章　醒脳開竅法による中風の治療

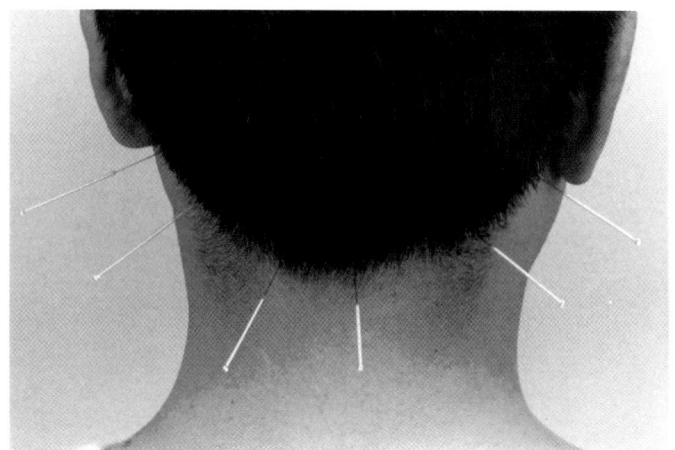

全体図：風池，天柱，完骨へそれぞれ手技を施した後，このような形で置針する。

| クール | 毎日2回の針灸治療を行う。10日を1クールとする。

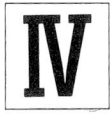 中風後遺症と合併症の治療

「竅閉神匿」という病理状態のため意識障害と運動障害が現れるが，これには後遺症を残したり，合併症を伴うことが多い。この場合も基本となる病態は変わらないので，治則は醒脳開竅，滋補肝腎が主となる。したがって，治療処方も内関・人中・三陰交が主穴となる。これらの後遺症や合併症に対しては，それぞれの状況にもとづき治療穴の加減を行う。次に中風病の11の後遺症と合併症に対する治療を紹介しておく。

口眼歪斜（中枢性顔面神経麻痺）

| 治　則 | 益髄充脳，疏調経筋 |

| 処　方 | ◇風池，太陽，下関
◇地倉から頬車に透針
◇合谷（健側） |

| 処方解説 | **風池**は，足少陽経と陽維脈との交会穴であり，益髄充脳の作用がある。
太陽・下関・地倉・頬車は，足陽明経筋の分布部位に相当する。
健側の**合谷**を選択したのは，陽明経脈が口の回りで左右に交叉しているためである。これにより陽明経筋の調節をはかる。 |

| 操　作 | ◆**風池**：針尖を対側の眼球に向けて1～1.5寸刺入する。捻転補法を1分間施す。 |

（図・写真，P.25，26参照）

◆**太陽**：頬骨弓上縁から頬車，迎香あるいは地倉に向けて 3〜3.5 寸刺入する。手技は提挿瀉法を施す。

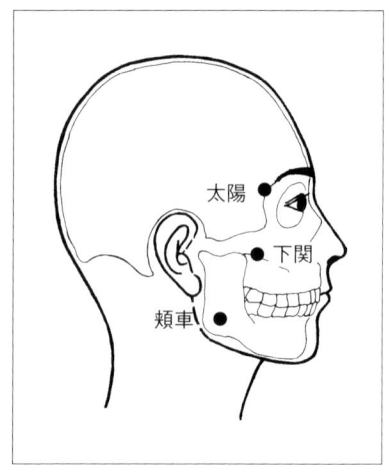

▎太　陽▎

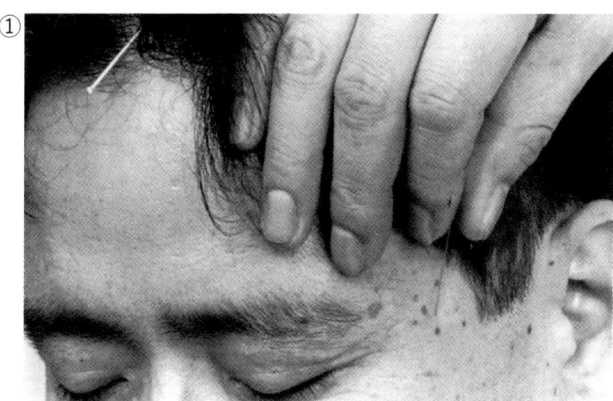

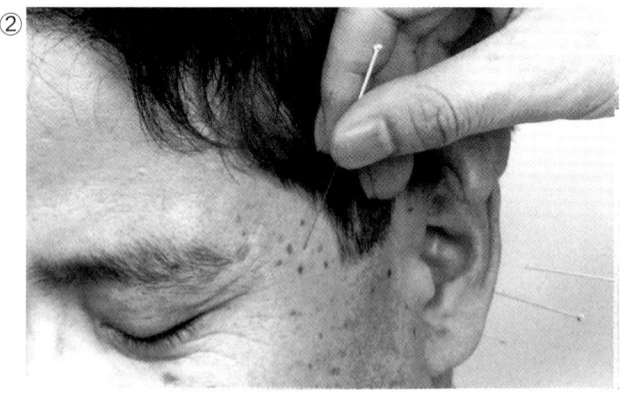

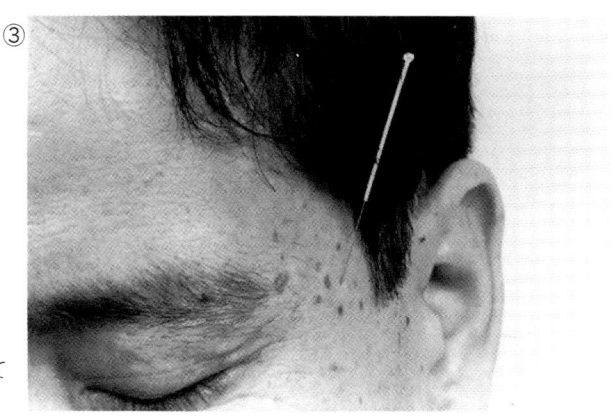

①~③太陽から地倉へ向けて透刺を行う。

◆**下関**：頬骨弓下縁から1~1.5寸刺入し，捻転瀉法を施す。手技は1分間行う。

（図，P.30参照）

┃下　関┃

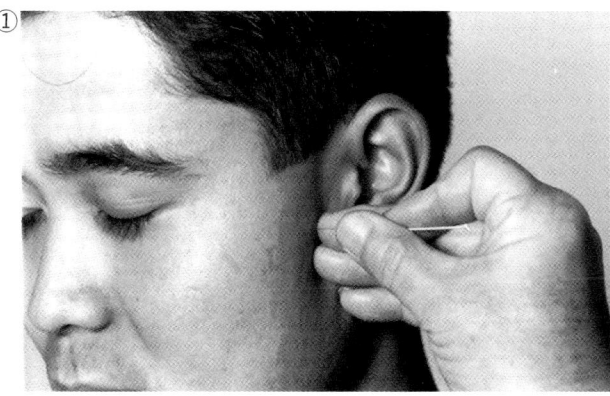

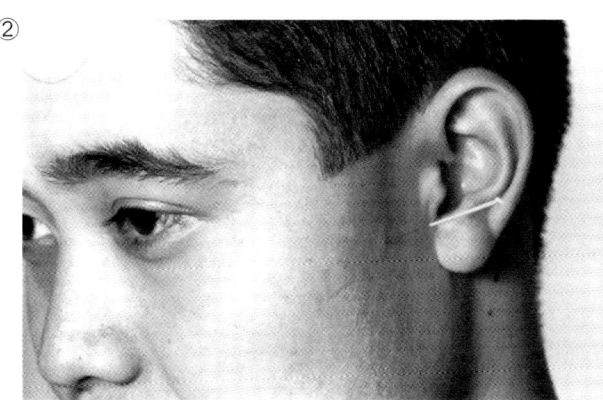

①②頬骨弓下縁に沿って1~1.5寸直刺する。

31

第1章　醒脳開竅法による中風の治療

◆**地倉**：平刺（横刺），頬車に向けて透針する。3～3.5寸刺入し，提挿瀉法を施す。

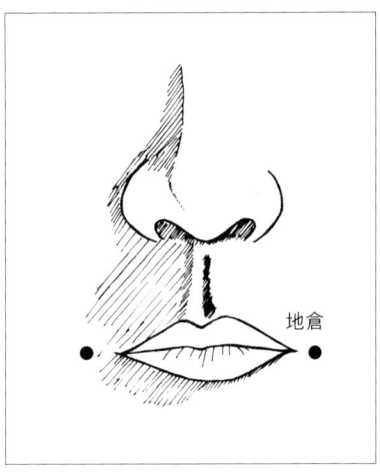

❚地倉❚

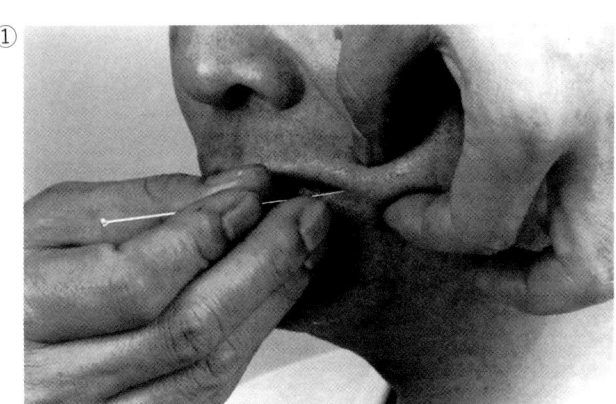

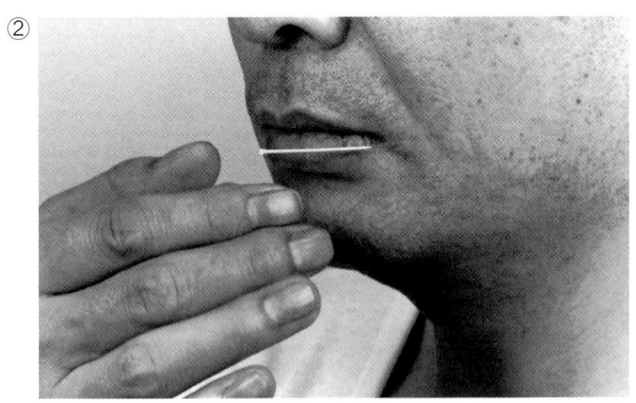

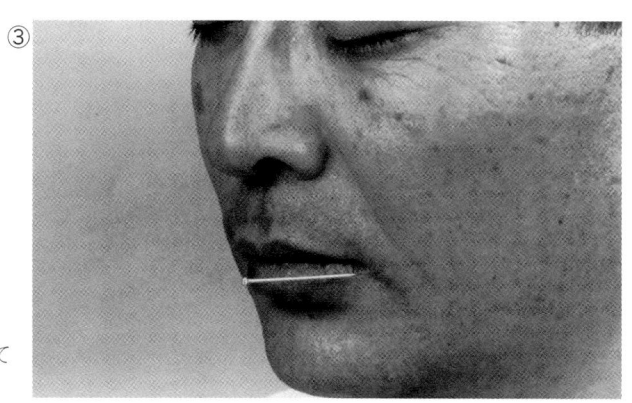

①〜③地倉から頬車に向けて透刺を行う。

◆合谷：第2指橈側縁から直刺で0.5〜1寸刺入する。捻転瀉法を施す。

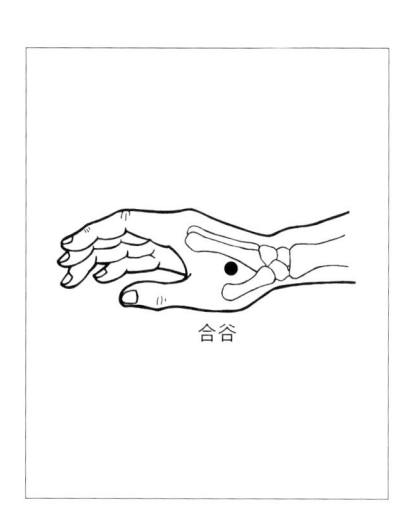

合　谷

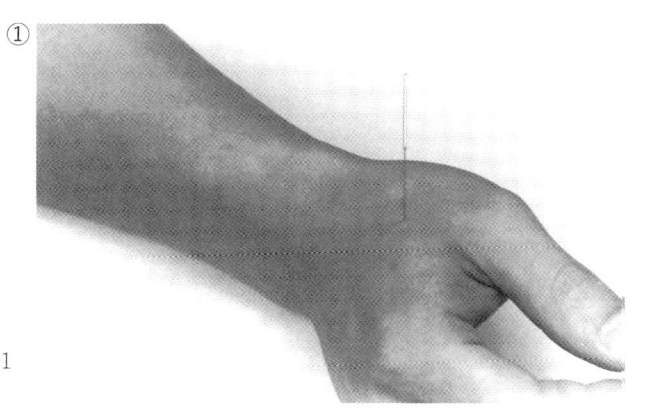

①健側の合谷に直刺で0.5〜1寸刺入する。

◻︎ 第1章　醒脳開竅法による中風の治療

失　語

| 治　則 | 調神開竅 |

| 処　方 | ◇上星から百会に透針
◇風池，通里，金津，玉液 |

◇（単純性）運動性失語——金津・玉液を用いるだけでよい。
　感覚性失語，混合性失語，健忘失語——上処方から金津・玉液を去る。

| 処　方
解　説 | **風池**で益髄充脳をはかる。
上星・百会は督脈穴であり，昇陽益気，調神清脳，利機関の作用がある。
金津・玉液には，舌筋を利す作用がある。
手少陰心経の絡穴である**通里**には，心脈を通じて舌本を利す作用がある。 |

| 操　作 | ◆**風池**：針尖を対側の眼球に向けて1〜1.5寸刺入し，1分間捻転補法を施す。 |

（図，P．25参照）

▌風　池▌

①

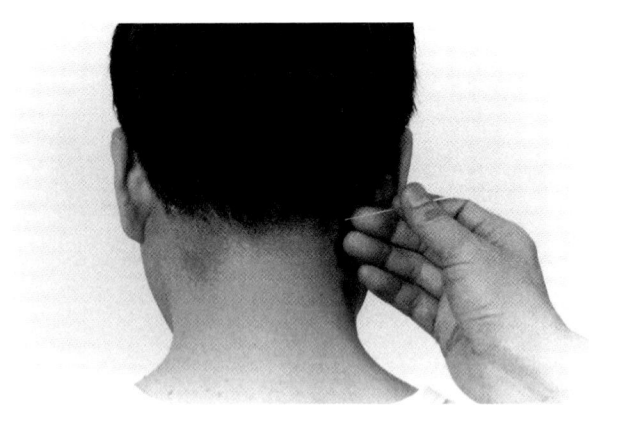

①坐位にて取穴する。

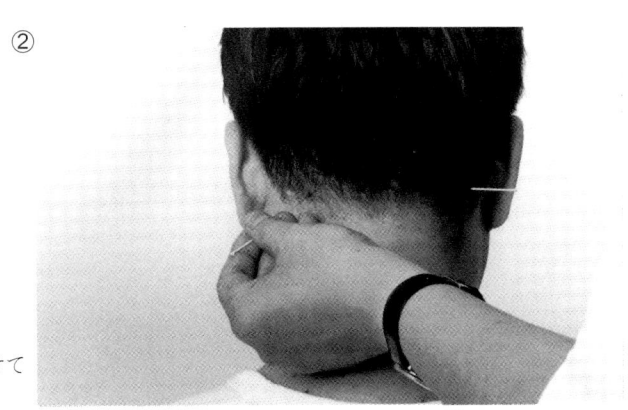

②針尖を対側の眼球に向けて 1～1.5寸刺入する。

◆上星：平刺（横刺）で3～3.5寸，百会に向けて刺入する。捻転瀉法で1分間手技を施す。

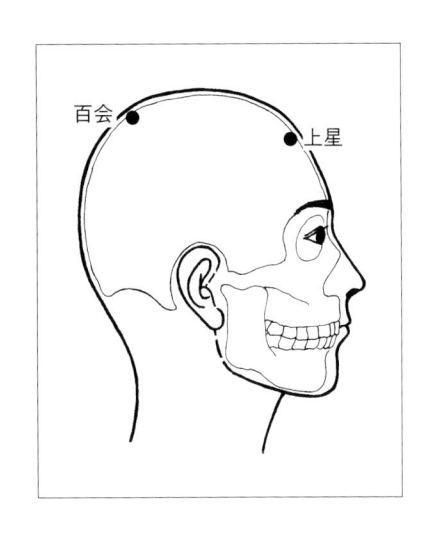

■上星■

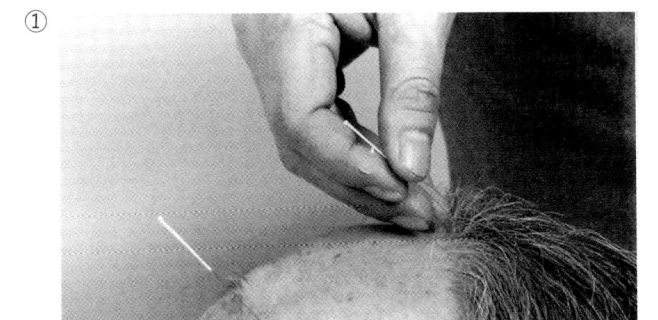

①横刺で百会に向けて刺入する。

■第1章 醒脳開竅法による中風の治療

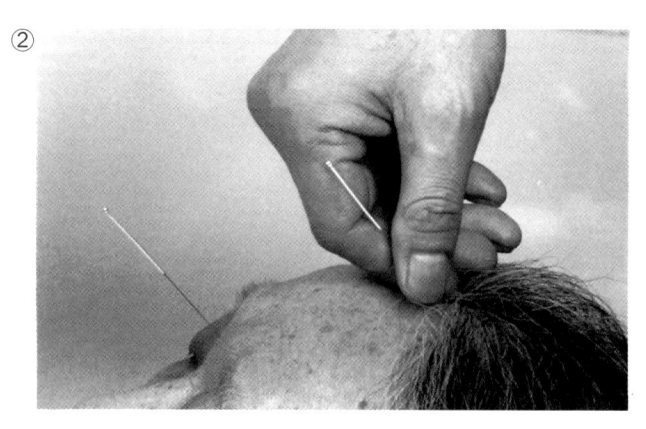

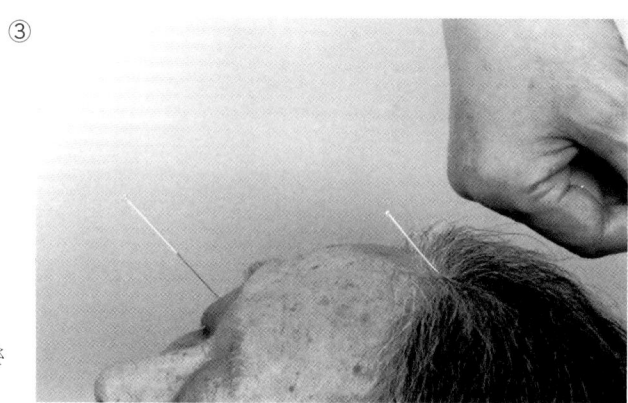

②

③

③雀啄刺入法にて針を刺入させる。

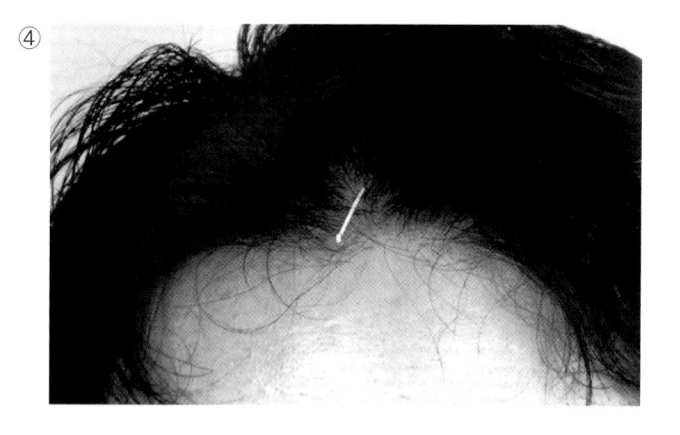

④

◆金津・玉液：三稜針を用いて瀉血する。出血量は1～2 ccとする。

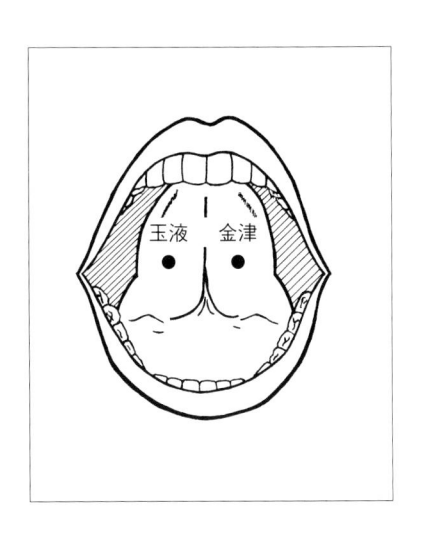

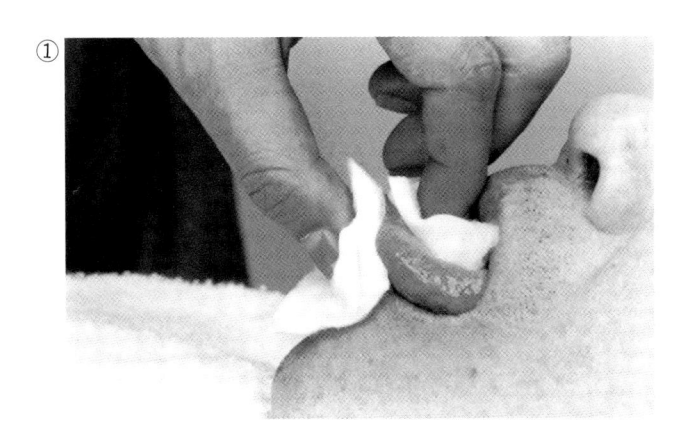

图中標示：玉液　金津

■金　津■
■玉　液■

①綿球で舌をはさむ。

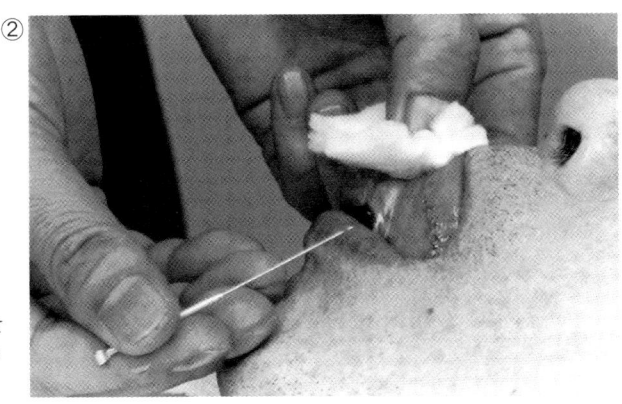

②舌をもち上げ三稜針にて金津玉液を数回点刺し瀉血させる。

第 1 章　醒脳開竅法による中風の治療

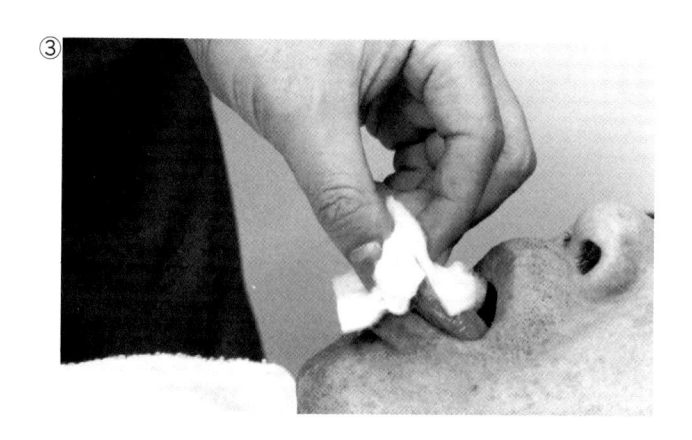

◆通里：直刺で0.5〜1寸刺入し，捻転瀉法を施す。

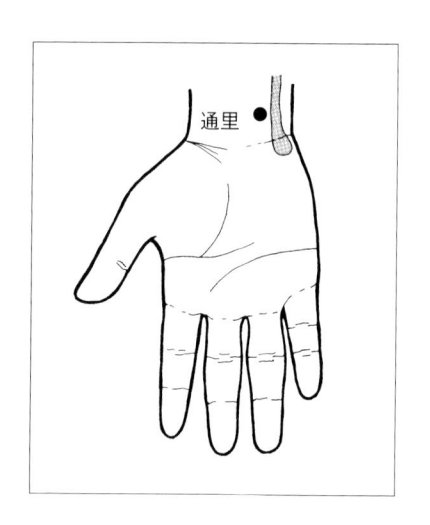

■ 通　里 ■

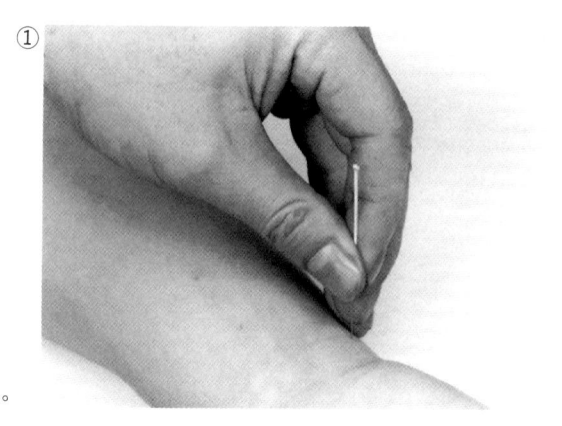

①直刺で0.5〜1寸刺入する。

②

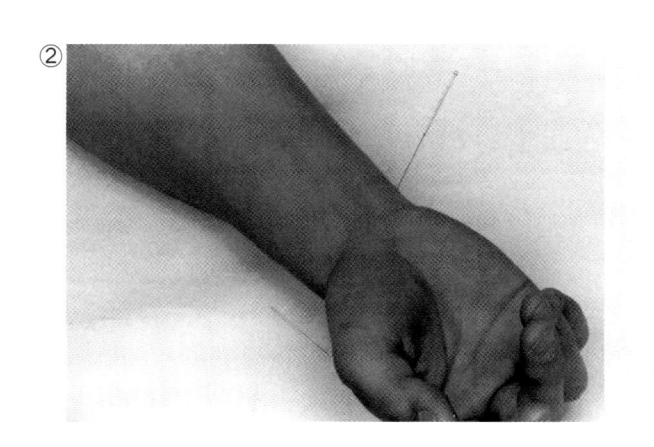

肩関節痛

| 治　則 | 疏筋通痺 |

| 処　方 | ◇肩髃, 肩外陵, 肩内陵, 痛点 |

| 処方解説 | **肩髃, 肩外陵, 肩内陵**にて, 局部経脈の疏通をはかる。
また**痛点**に刺絡・吸玉を施して, 去瘀活血, 通痺止痛をはかる。 |

| 操　作 | ◆**肩髃・肩外陵・肩内陵**：肩髃は直刺で1〜1.5寸刺入, 肩外陵と肩内陵は斜刺で1〜1.5寸刺入する。提挿瀉法を施す。 |

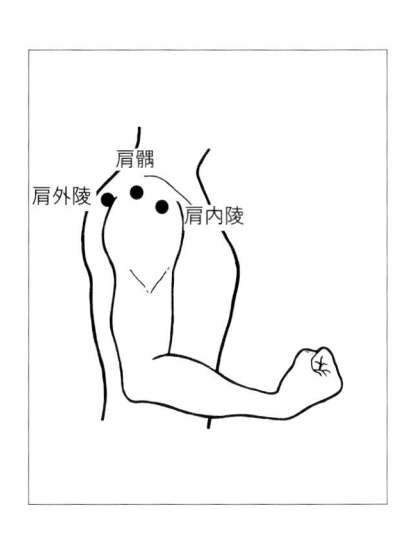

肩髃
肩外陵　肩内陵

第1章 醒脳開竅法による中風の治療

▌肩　髃▌

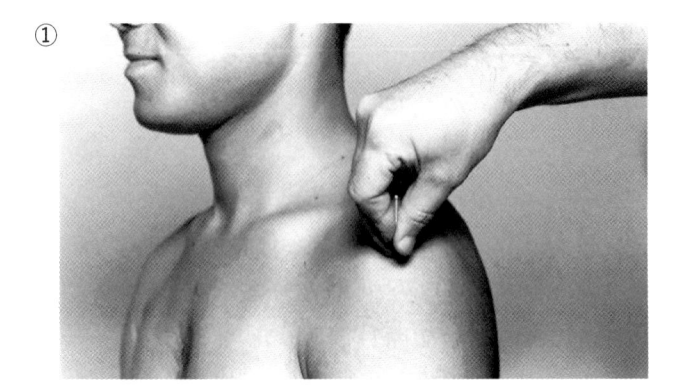

①直刺する。

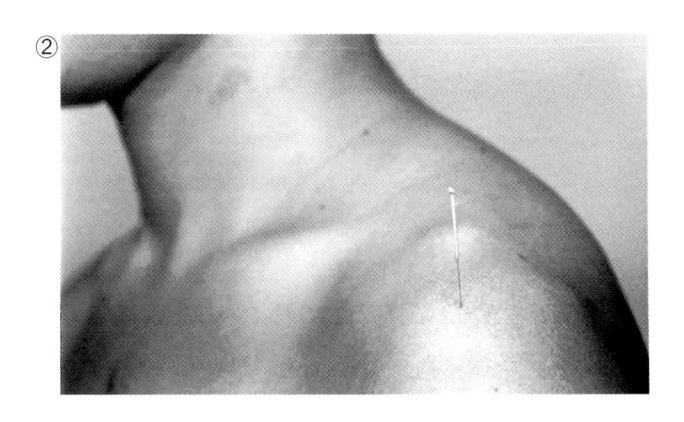

▌肩外陵▌

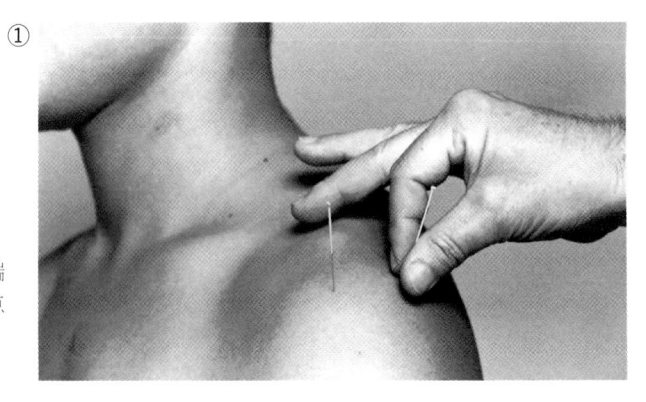

①肩部後面の腋窩横紋の先端と肩髃穴とを結ぶ線の中点に取穴する。
斜刺する。

▌肩内陵▌

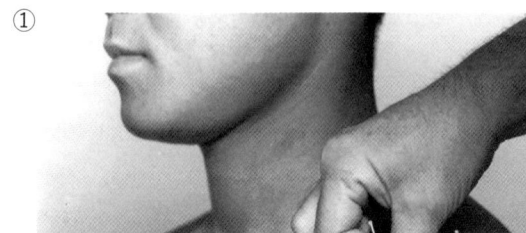

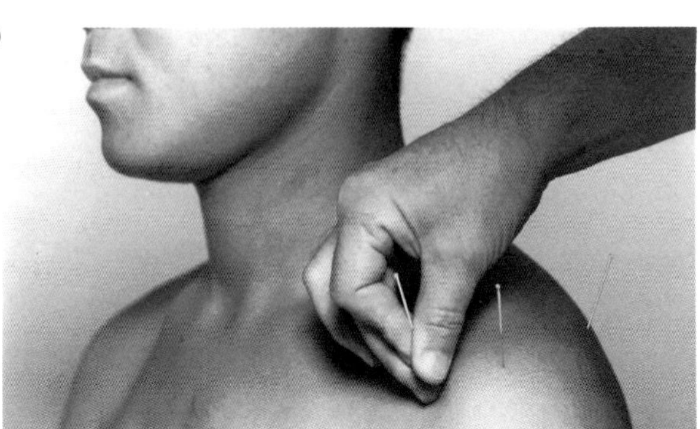

①肩部前面の腋窩横紋の先端と肩髃穴とを結ぶ線の中点に取穴する。
斜刺する。

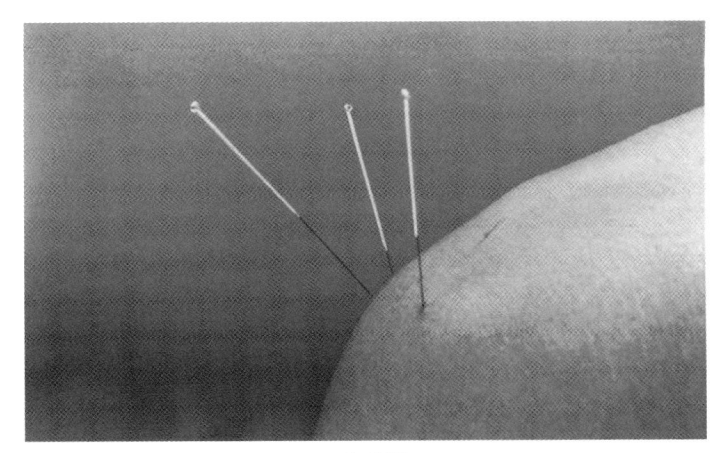

全体図

◆**痛点**：刺絡し吸玉を施す。運動痛の最も強い点を取り，消毒したのち三稜針で3〜5点を点刺し吸玉を施す。出血量は3〜5 cc とする。

▌痛　点▌

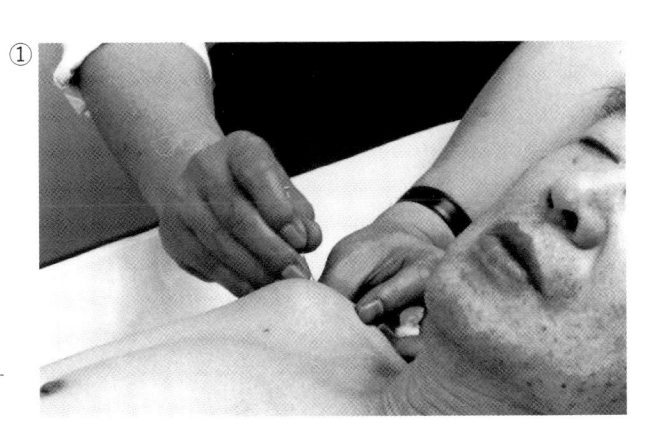

① 圧痛点を三稜針にて点刺する。

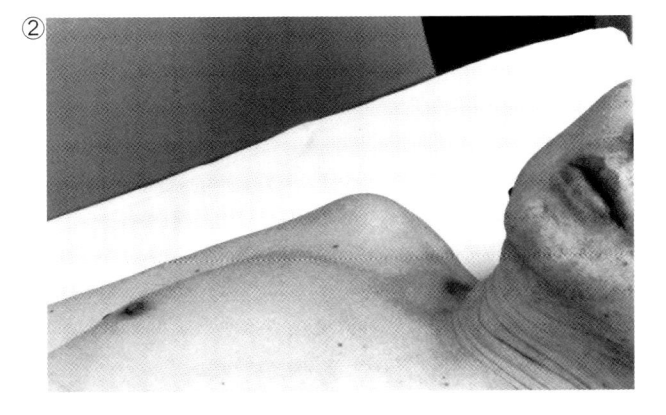

②

41

◻︎ 第1章 醒脳開竅法による中風の治療

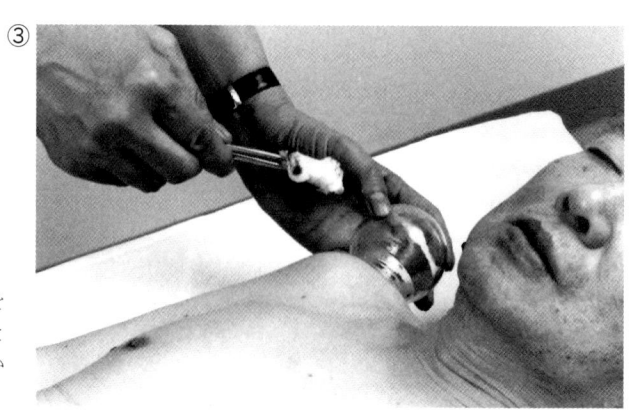

③吸玉内でアルコール綿花を燃焼させ，陰圧になったところですばやく皮膚を吸いつける。

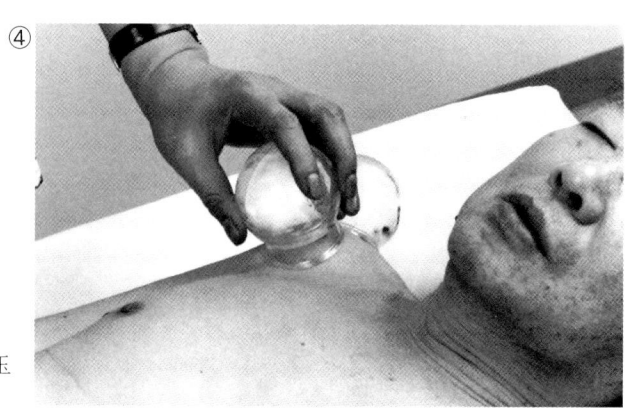

④点刺した部位を中心に吸玉をつける。

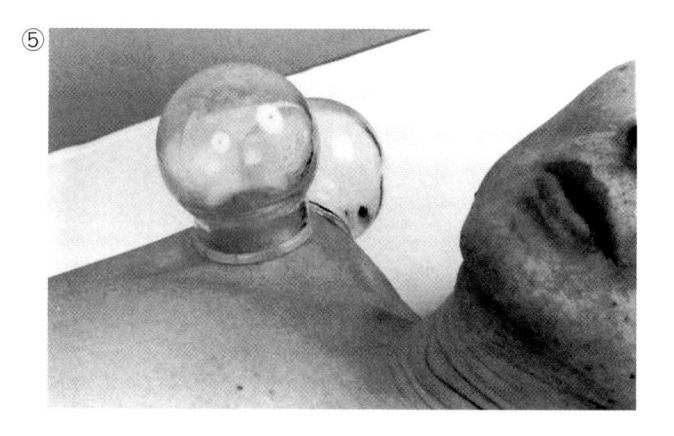

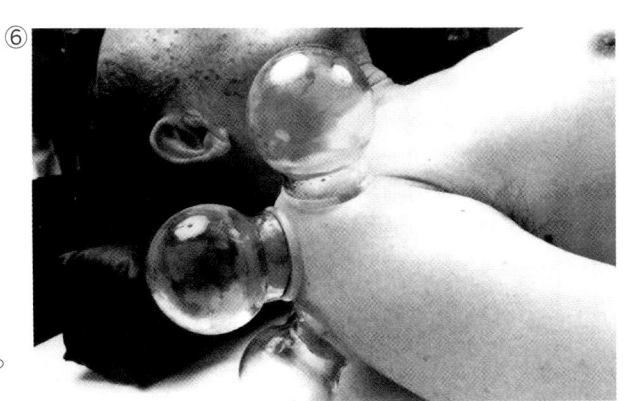

⑥3〜5ccの出血が得られる
　まで吸玉をつけておく。

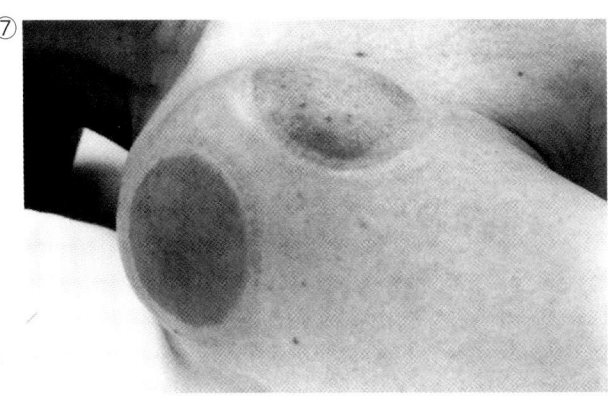

⑦吸玉をはずしたところ。赤
　褐色のあとがくっきりと残
　っている。

第1章　醒脳開竅法による中風の治療

内反尖足

| 治　則 | 醒脳，経脈を通じる
陰陽二蹻脈の平衡をはかる |

| 処　方 | ◇解谿
◇丘墟から照海に透針 |

| 処方
解説 | この3穴の局所効果により，内反尖足の矯正をはかる。 |

| 操　作 | ◆**解谿**：直刺で0.3〜0.5寸刺入し，捻転瀉法を施す。 |

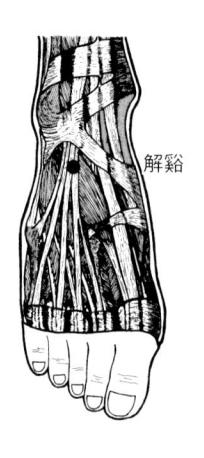

解谿

▌解　谿▐

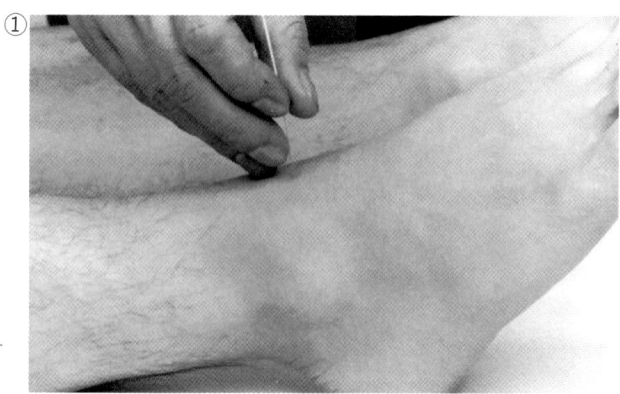

①直刺で0.3〜0.5寸刺入する。

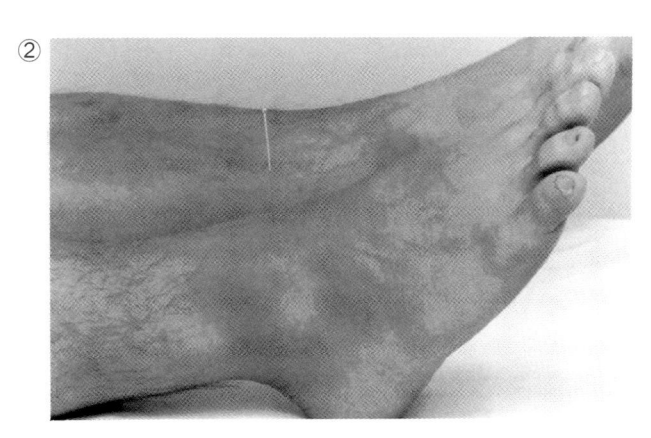

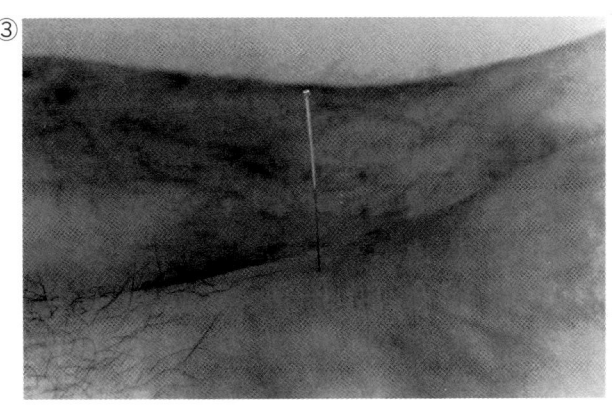

◆**丘墟から照海への透針**：丘墟から照海へ向けて3～4寸刺入する。針尖を照海の皮下に到達させる。捻転瀉法を施す。

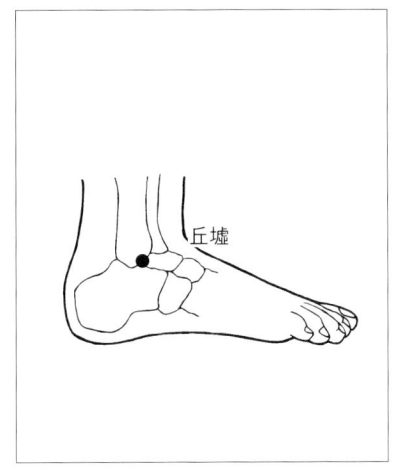

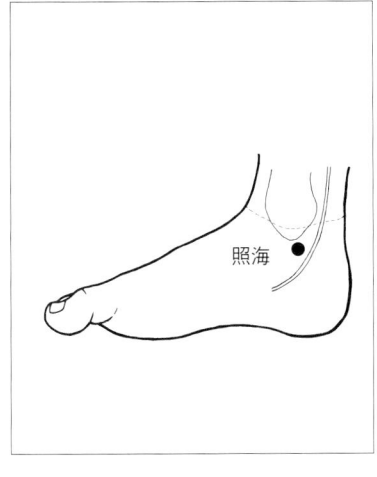

■丘　墟■
■照　海■

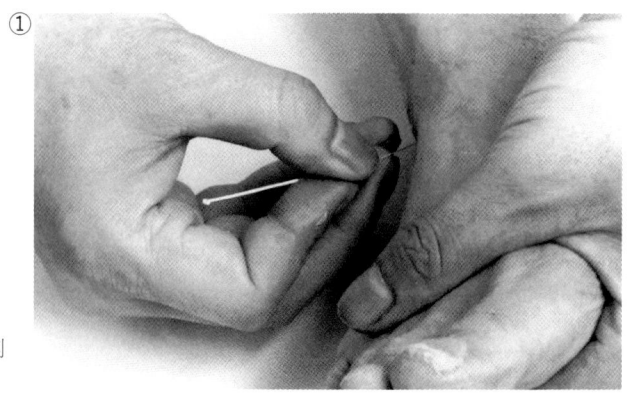

①左手で足を固定してから刺入をおこなう。

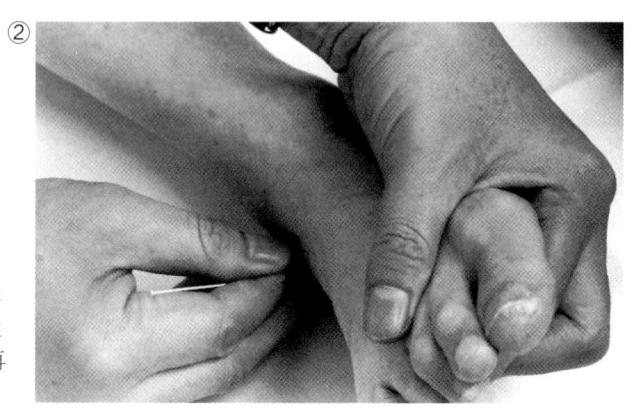

②針尖が骨に当たり刺入できない時は，一旦針を皮下まで引き上げ方向を変え，再び刺入していく。

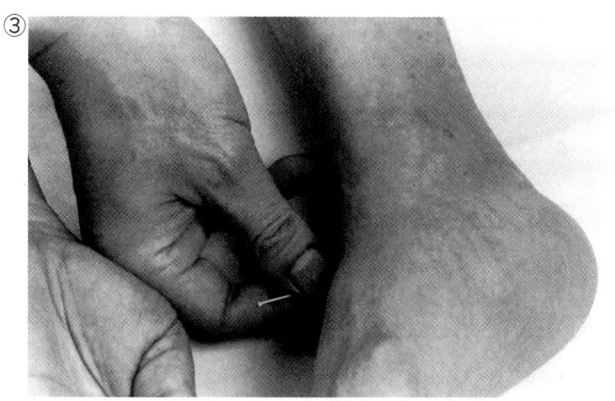

④針尖が照海穴の皮下に到達したところ。

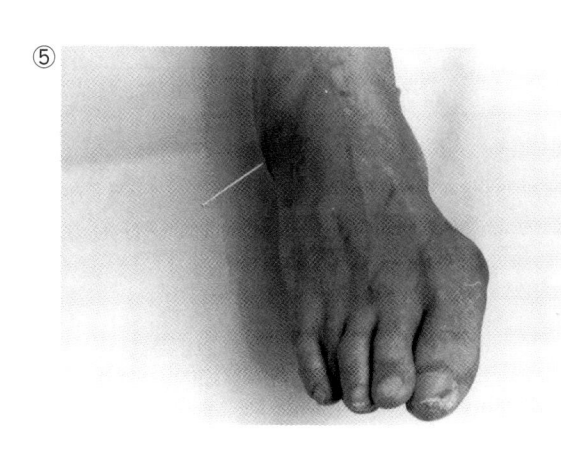

⑤

失 明

| 治 則 | 益髄填精
目系を充分に栄養させる |

| 処 方 | ◇風池 |

| 処方解説 | 風池は，足少陽胆経の経穴である。胆は昇発を主っており，「胆気昇れば，万化安じる（胆気が昇ると，すべてが安定する）」といわれ，十一臓はすべて胆により決定されるといわれている。風池は五臓六腑の精を転輸し，目系に上注させる作用があるので，これにより視力の回復をはかる。 |

| 操 作 | ◆風池：風池からそれぞれ対側の眼球に向けて1.5寸〜2寸刺入する。捻転補法で1〜3分間手技を施す。（図・写真，P.　参照）
あるいは指圧法を用いる。この場合は両母指でそれぞれ風池穴を按圧し，「捻」と「按」を結合させて3分間手技を施す。1日3〜5回按圧するとよい。 |

第1章 醒脳開竅法による中風の治療

▌風　池▌

①

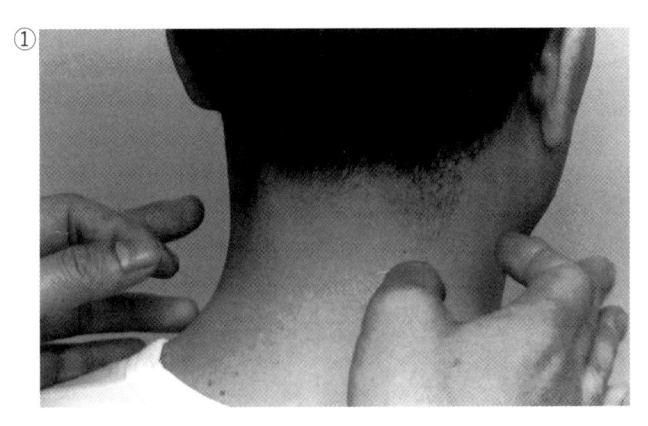

②

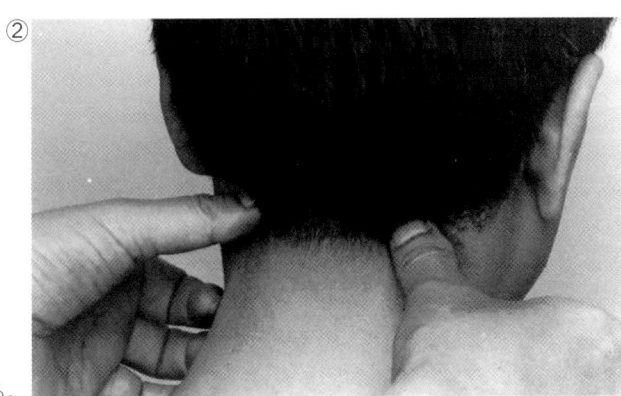

②両母指で風池穴を按圧する。

③

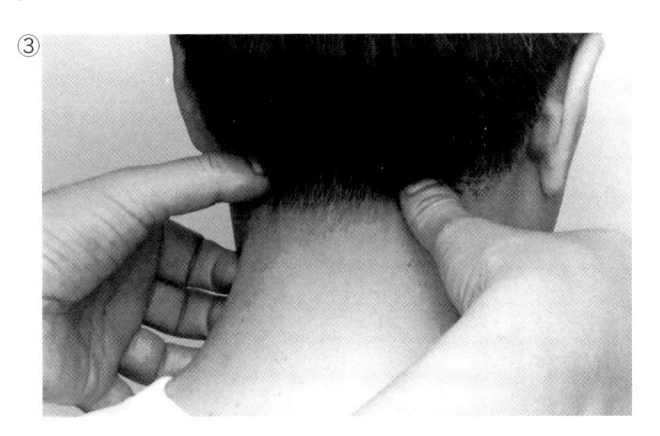

③捻法はこのように行う。

| 難　聴 |

| 治　則 | 開竅聡耳 |

| 処　方 | ◇風池，耳門，聴宮，聴会 |

| 処方解説 | 風池で益髄充脳，利機関をはかる。
耳門・聴宮・聴会は，それぞれ小腸，三焦，胆経穴であり，この3穴を配穴して通経，開竅聡耳をはかる。 |

| 操　作 | ◆風池：針尖を対側の眼球に向けて1～1.5寸刺入する。小幅で高頻率の捻転補法を1分間施す。
（図・写真，P．25，26参照） |

◆耳門・聴宮・聴会：口をあけさせて取穴する。それぞれ1～1.5寸刺入し，捻転補法を施す。各穴にそれぞれ1分間ずつ手技を施す。

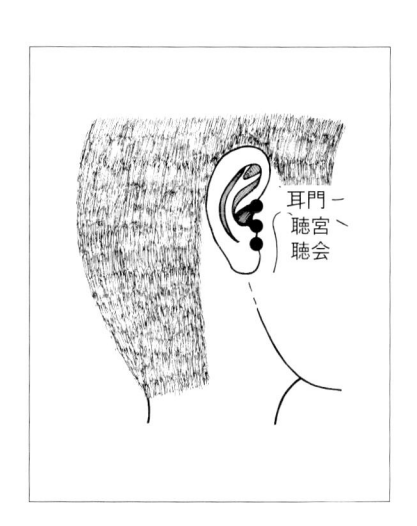

第1章　醒脳開竅法による中風の治療

▌耳　門▌
▌聴　宮▌
▌聴　会▌

①

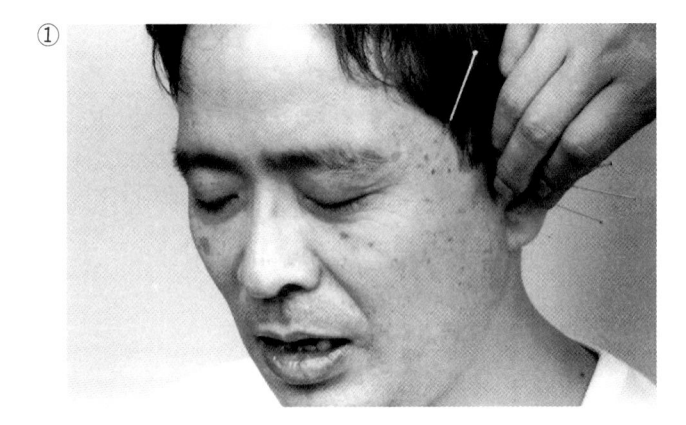

②

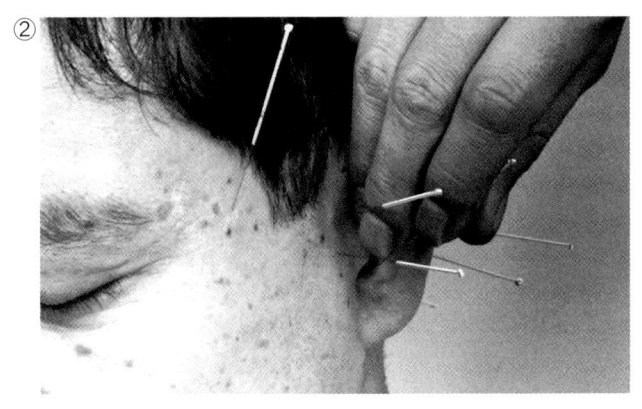

③

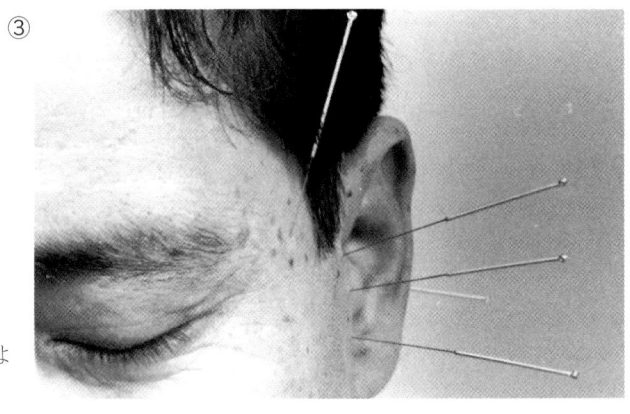

③耳門・聴宮・聴会はこのような形で置針しておく。

構語障害・嚥下困難（仮性球麻痺）

| 治　則 | 醒神開竅，利咽通痺 |

| 処　方 | ◇風池または翳風，完骨 |

| 処方解説 | **風池・完骨**で益髄充脳をはかり，機関を利す。**翳風**の局所効果により利咽通痺をはかる。 |

| 操　作 | ◆**風池**：風池から喉に向かって2〜2.5寸刺入し，1〜3分間捻転補法を施す。

（図，P. 25参照）

◆**完骨**：風池と同様に針尖を喉に向けて2〜2.5寸刺入し，1分間捻転補法を施す。

（図，P. 25参照）

▎完　骨▎

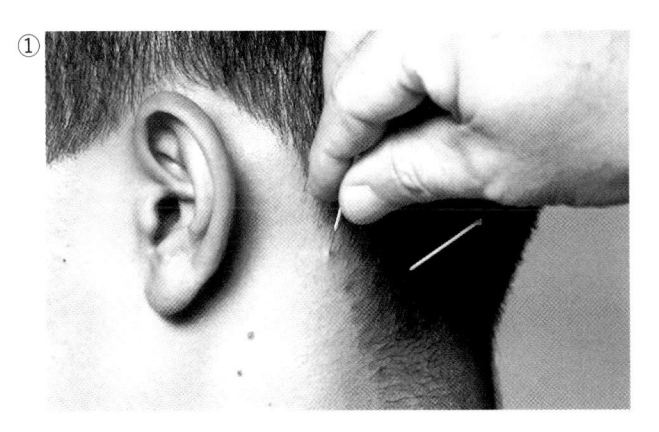

① 風池，完骨とも咽頭隆起に向け2〜2.5寸斜刺する。

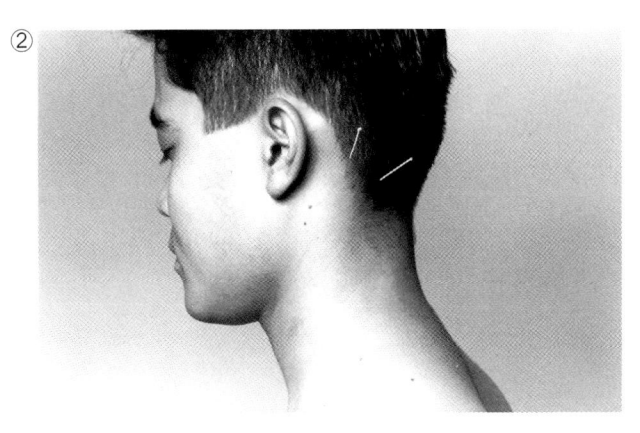

②

◆翳風：風池と同様に針尖を喉に向けて2〜2.5寸刺入し，1分間捻転補法を施す。

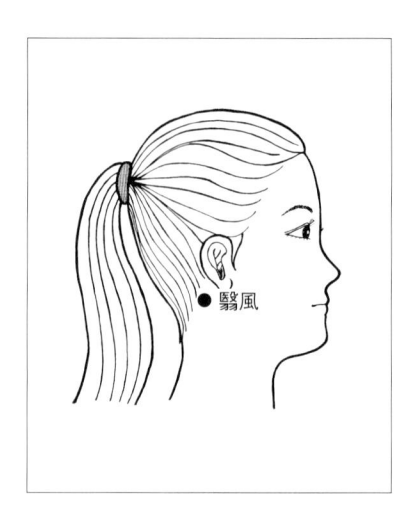

▌翳　風▌

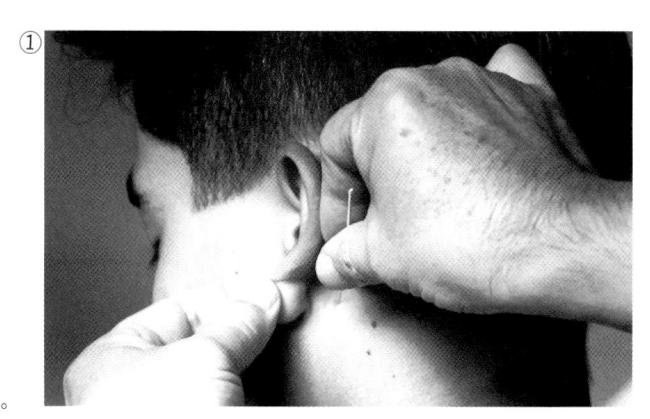

①咽頭隆起に向け斜刺する。

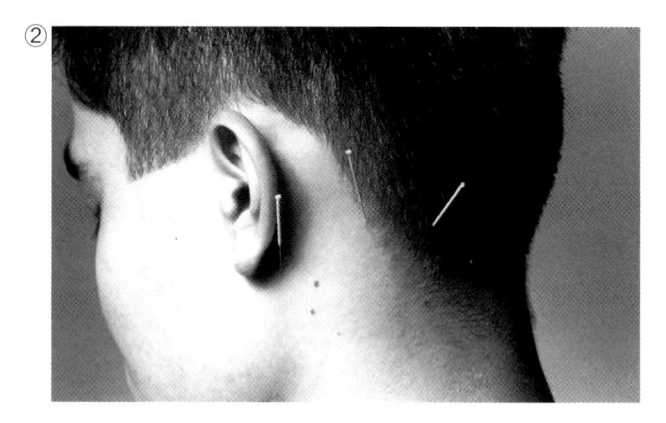

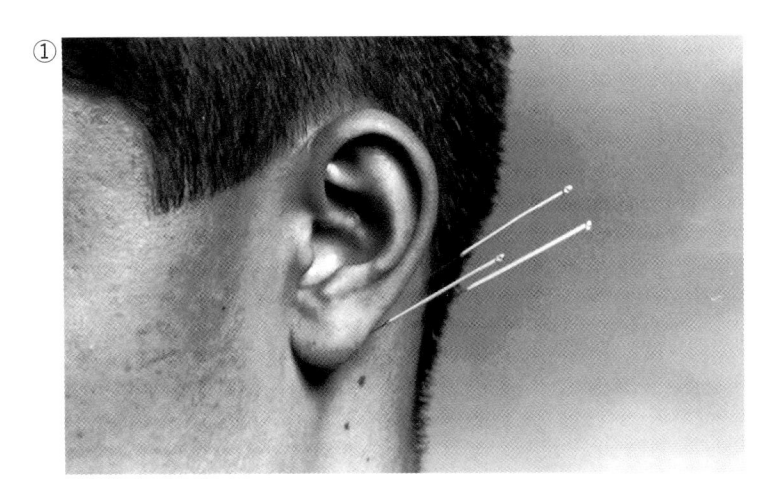

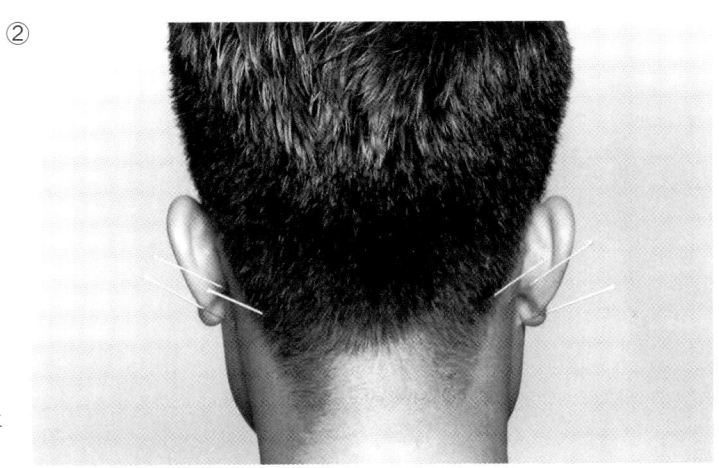

①②針尖はすべて咽頭隆起に
向いている。

第1章　醒脳開竅法による中風の治療

便　秘

| 治　則 | 啓閉通腑，寛腸下気 |

| 処　方 | ◇豊隆，左水道，左帰来
◇左外水道，左外帰来 |

| 処　方
解　説 | 豊隆は，足陽明胃経の絡穴であり，寛腸下気の作用がある。
左水道，左帰来の外方2寸に左外水道，左外帰来がある。この4穴は脾胃経脈が走行しており，通腹，寛腸，下気の作用がある。 |

| 操　作 | ◆豊隆：まず豊隆を取穴し，1.5寸〜2寸刺入する。捻転瀉法を1分間施す。 |

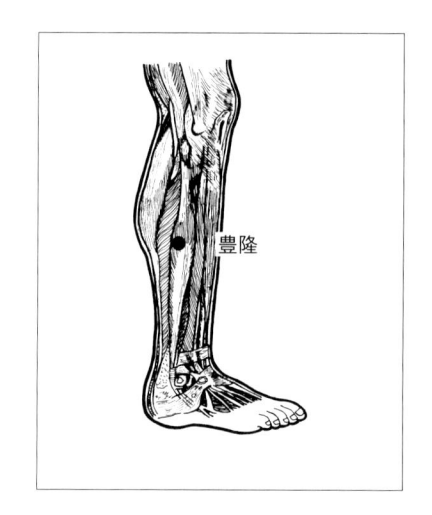

■豊　隆■

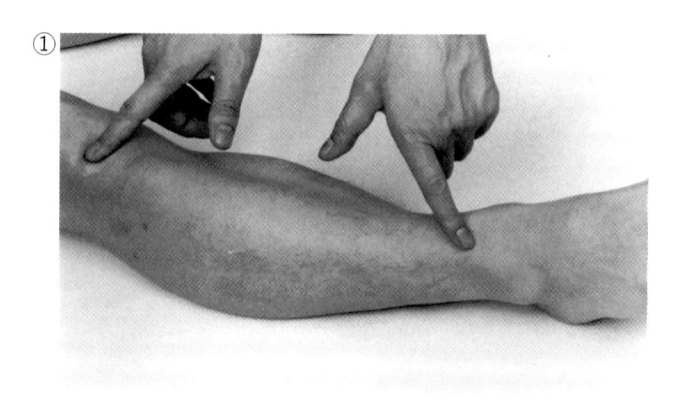

①外踝の上8寸に取穴。

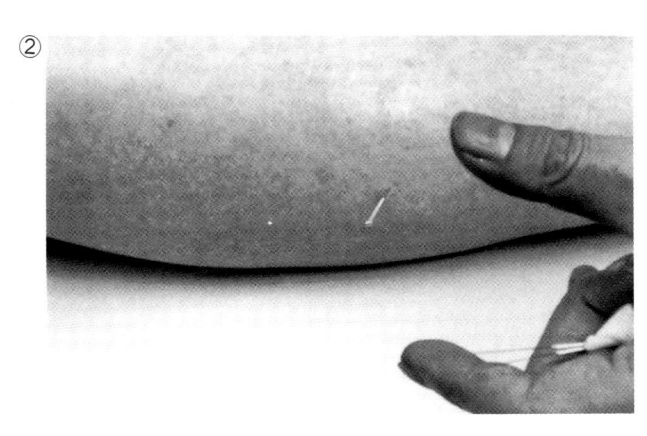

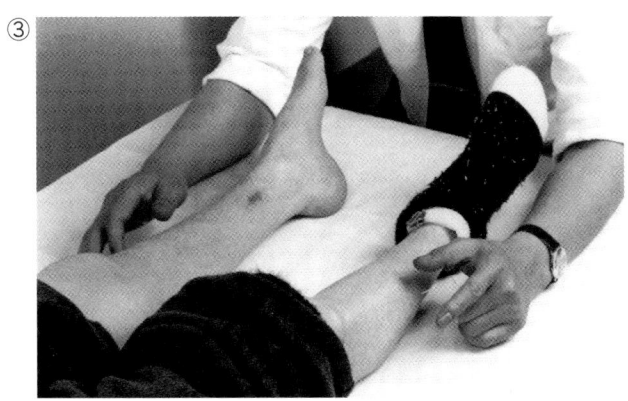

③両手同時に捻転瀉法を施す。

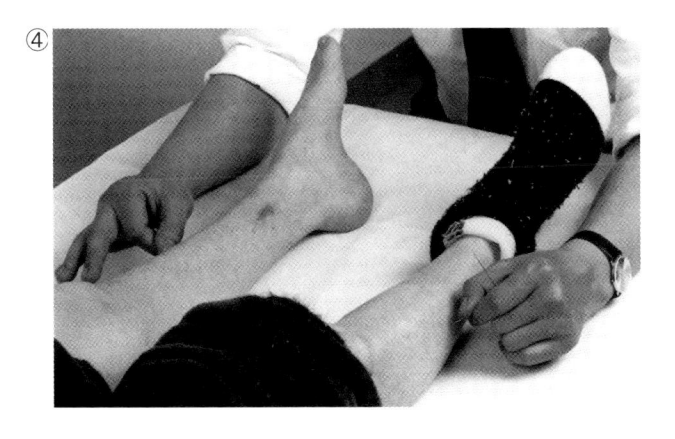

◆左水道・左帰来・左外水道・左外帰来（それぞれ左水道，左帰来の外方2寸に取穴）：32号針にて，直刺で3寸刺入し，捻転瀉法をそれぞれ1分間施し，20分間置針する。置針中、5分おきに運針を行う。

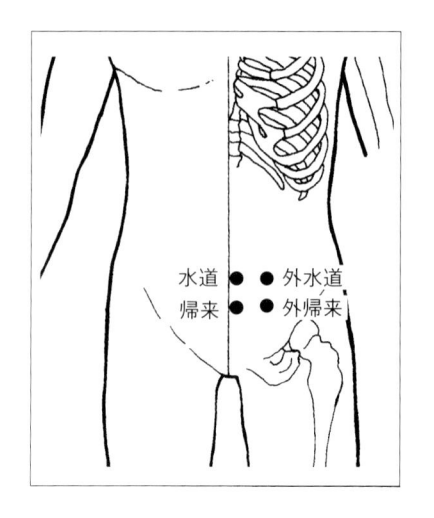

■左水道■
■左帰来■
■左外水道■
■左外帰来■

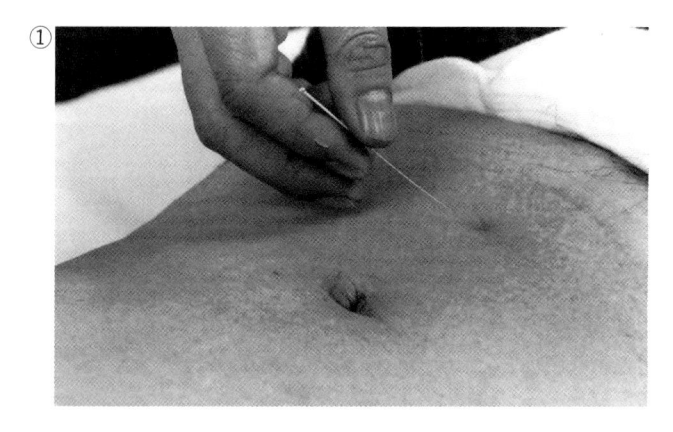

①左の水道穴へ刺針。

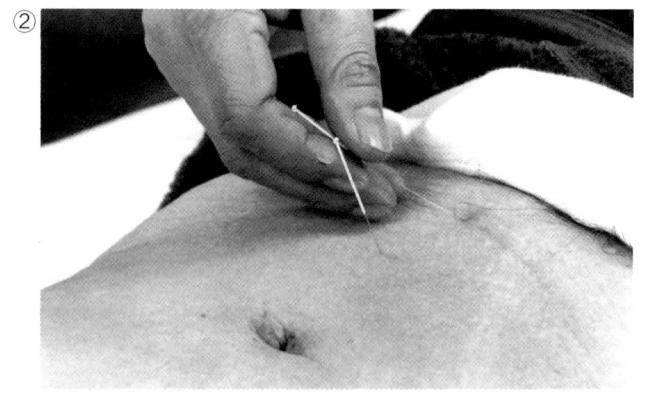

②左の帰来穴へ刺針。

③

④

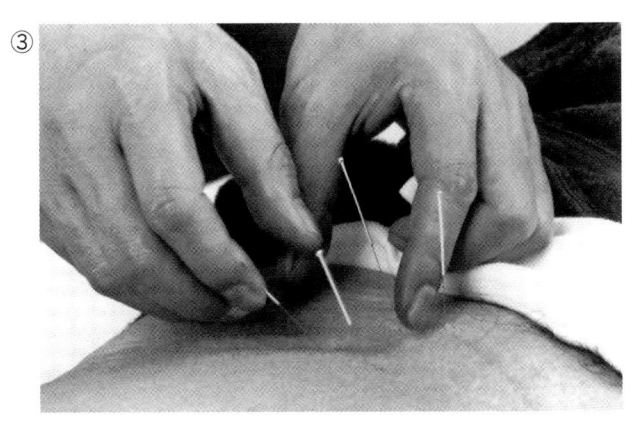

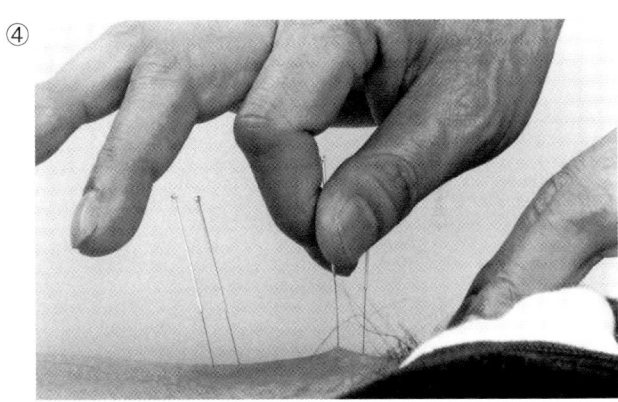

④捻転瀉法を施す。

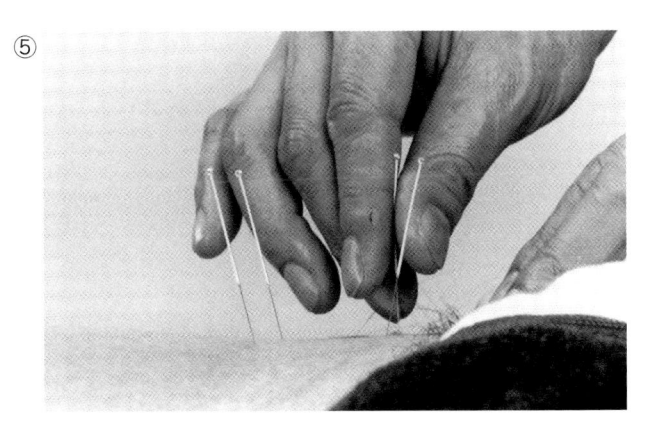

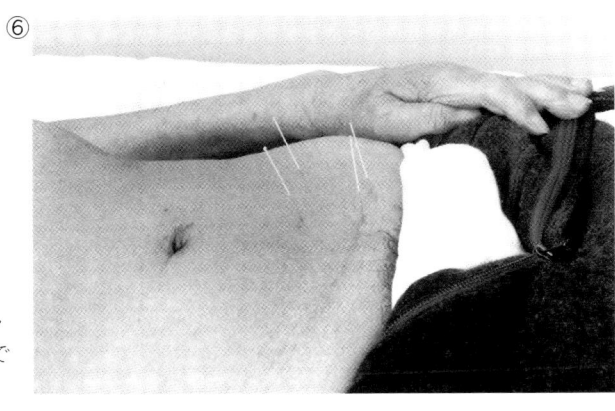

⑤

⑥

⑥左水道・左帰来・左外水道・
左外帰来はこのような形で
置針しておく。

57

癃　閉（尿貯溜）

| 治　則 | 醒神，膀胱の気機を利す。 |

| 処　方 | ◇内関，人中，中極 |

| 処方解説 | 内関・人中で醒神開竅をはかる。中極は，膀胱の募穴であり，これに内関と人中を配穴すると，機竅を開く[2]，癃閉を開く，州都[3]を利する作用が生まれる。 |

| 操　作 | ◆内関（両側）：直刺で1～1.5寸刺入する。捻転法と提挿法を結合させて瀉法を施す。施術は1分間行い，針感を指の末端に放散させる。　　　　　（図・写真，P. 14, 15参照）

◆人中：人中溝の上1/3に取穴し，針尖を鼻中隔下に向けて3～5分刺入する。強い雀啄法を施す。眼球に涙が充満するまで手技を施す。　　　　　（図・写真，P. 17参照）

◆中極：直刺で2～2.5寸刺入し，提挿瀉法を施す。麻感[4]を会陰に到達させる。 |

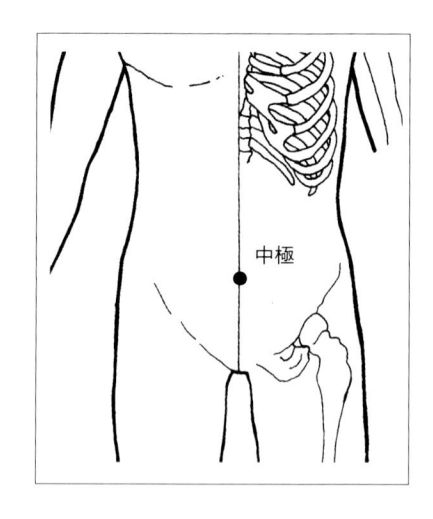

▌中 極▐

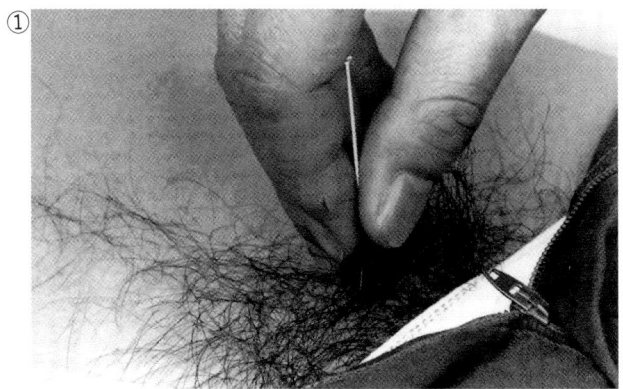

① 直刺で2〜2.5寸刺入し、提挿瀉法を施す。これにより陰部に麻感が伝わる。

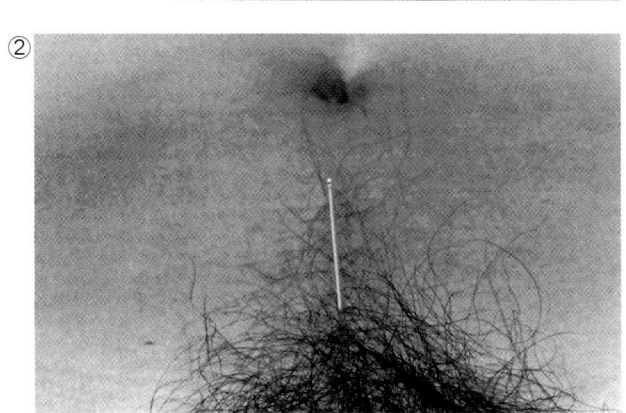

小便点滴（尿失禁）

| 治　則 | 醒神，温腎固渋 |

| 処　方 | ◇内関，人中または印堂
◇上星から百会に透針
◇太谿，曲骨 |

| 処　方
解　説 | 内関・人中で醒神開竅をはかる。
印堂・上星・百会は，督脈の経穴である。督脈は一身の陽を統括しており，上に循行して脳に入る。この3穴により温腎醒脳をはかる。
太谿は腎経の原穴であり，曲骨は任脈の経穴である。この2穴を配穴して温腎固渋をはかる。 |

| 操　作 | ◆内関（両側）：直刺で1～1.5寸刺入する。捻転法と提挿法を結合させて瀉法を施す。施術は1分間行い，針感を指の末端に放散させる。　　　　　　（図・写真，P.15，16参照）

◆人中：人中溝の上1/3に取穴し，針尖を鼻中隔下に向けて3～5分刺入する。強い雀啄法を施す。眼球に涙が充満するまで手技を施す。　　　　　　（図・写真，P.17参照）

◆印堂：斜刺で0.3～0.5寸刺入し，雀啄瀉法を施す。

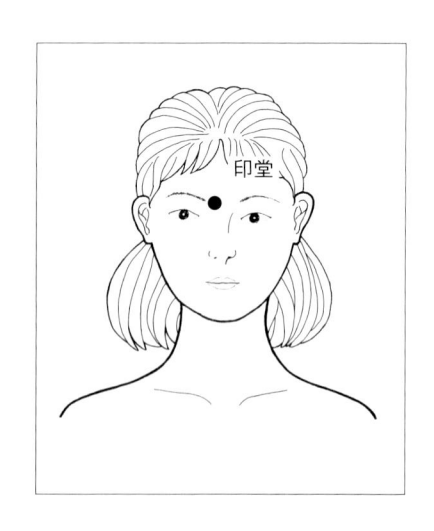

印 堂

①

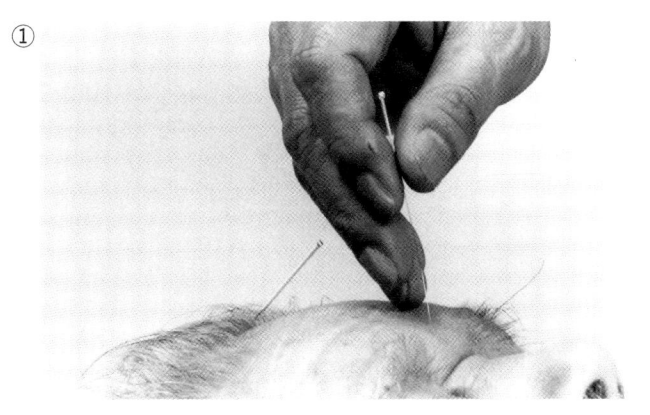

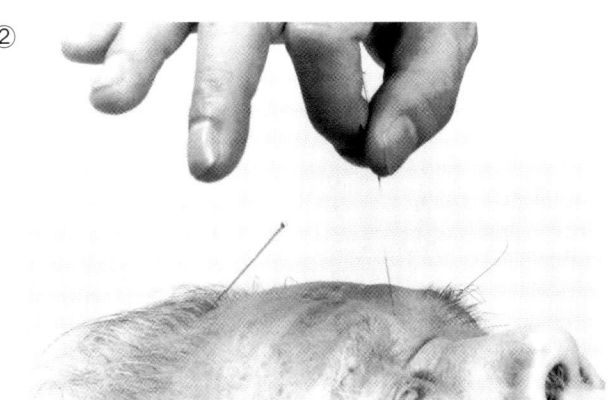

② 同一方向に360°針を回転させ皮下組織にからませる。

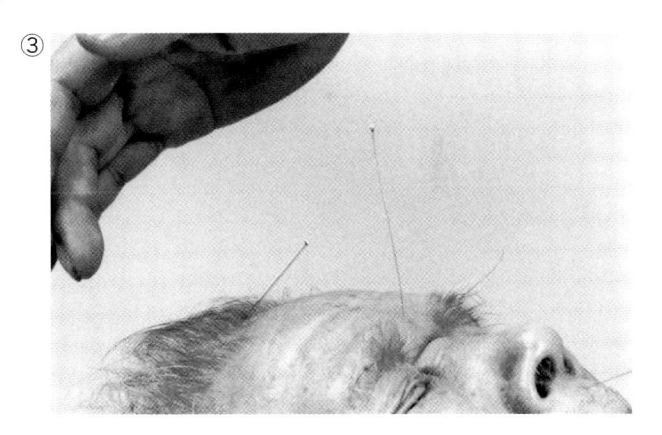

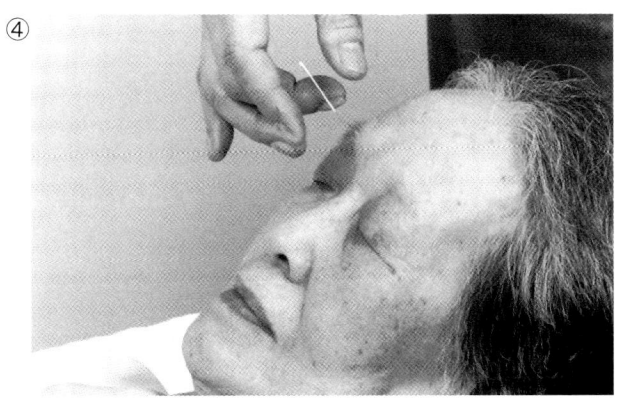

③

④ 雀啄瀉法を施す。

■第1章 醒脳開竅法による中風の治療

◆**上星**から**百会**に透針：上星から百会に向けて平刺（横刺）で2.5～3寸刺入し，捻転瀉法を施す。
（図，P．35参照）

▌上　星▐
▌百　会▐

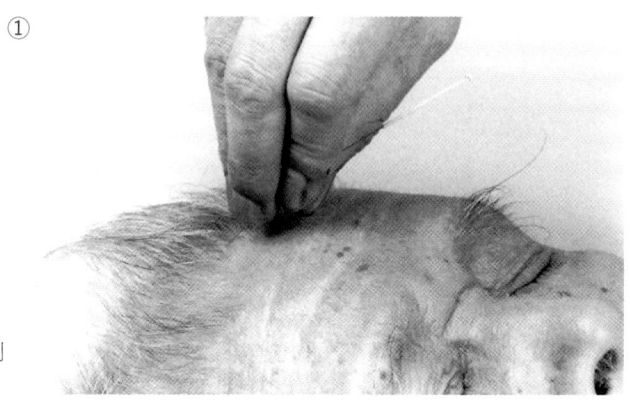

①

①上星から百会に向けて透刺を行う。

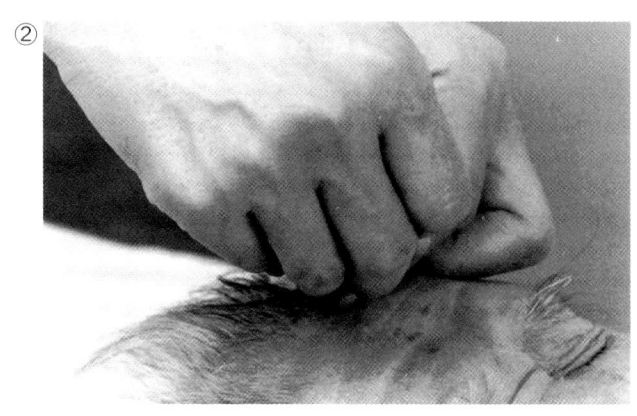

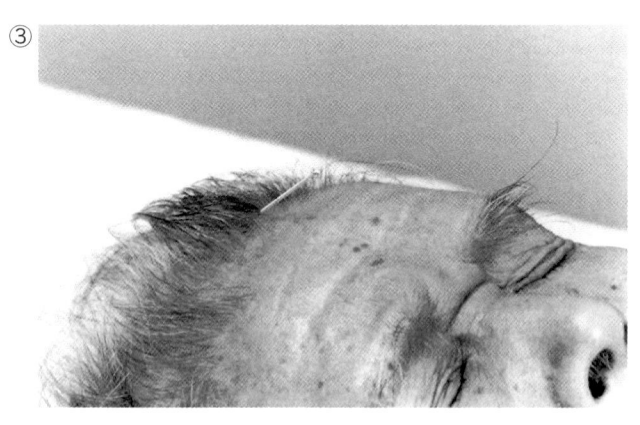

②

③

◆**太谿**：直刺で1寸刺入し，捻転補法を1分間施す。

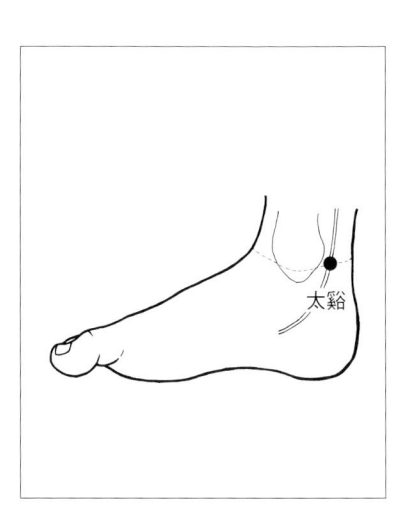

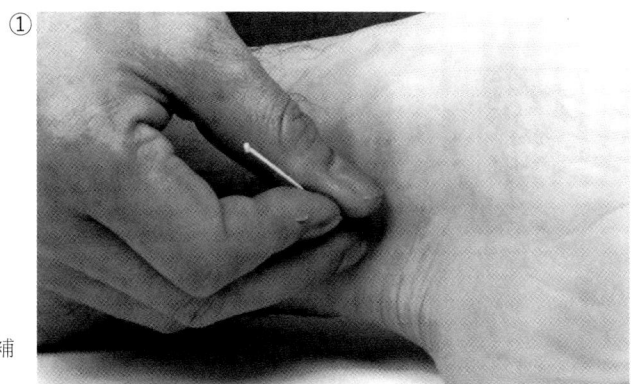

|太　谿|

① 直刺で1寸刺入し，捻転補法を1分間施す。

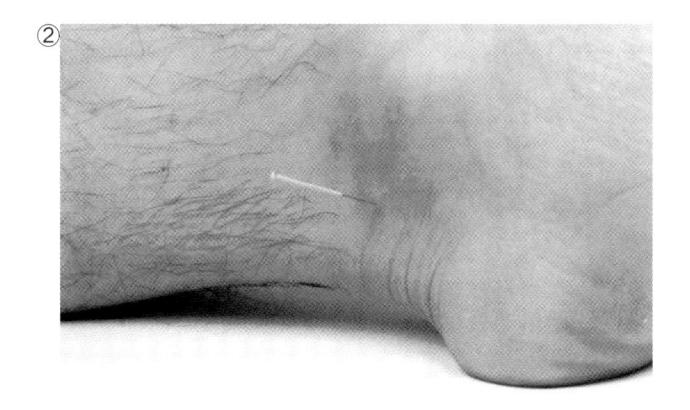

第1章 醒脳開竅法による中風の治療

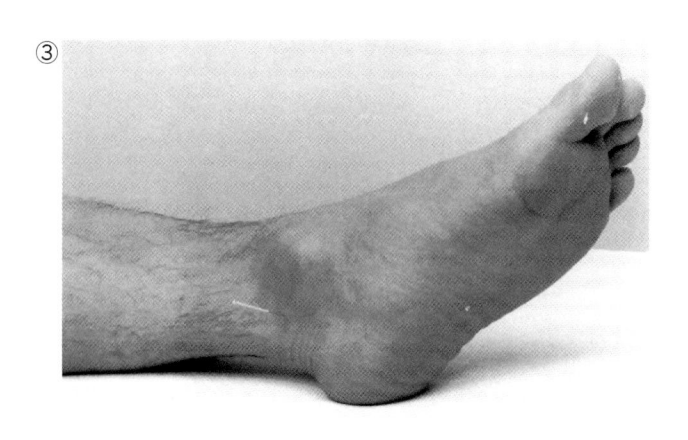

③

◆曲骨：直刺で2〜2.5寸刺入し，提挿補法を施す。麻感を前陰に到達させる。

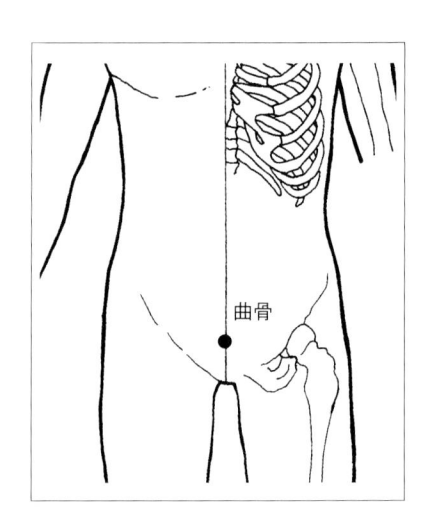

■曲 骨■

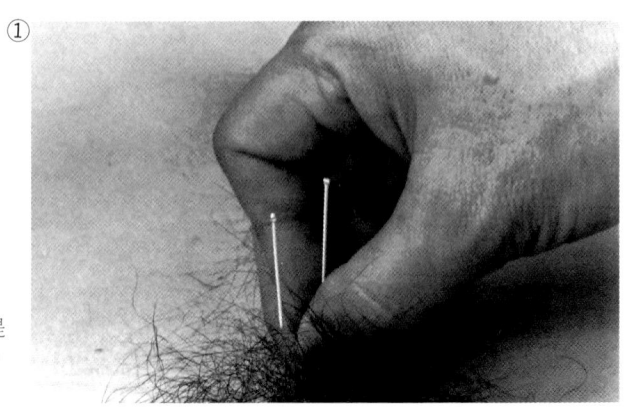

①直刺で2〜2.5寸刺入し提挿補法を施す。これにより陰部に麻感が伝わる。

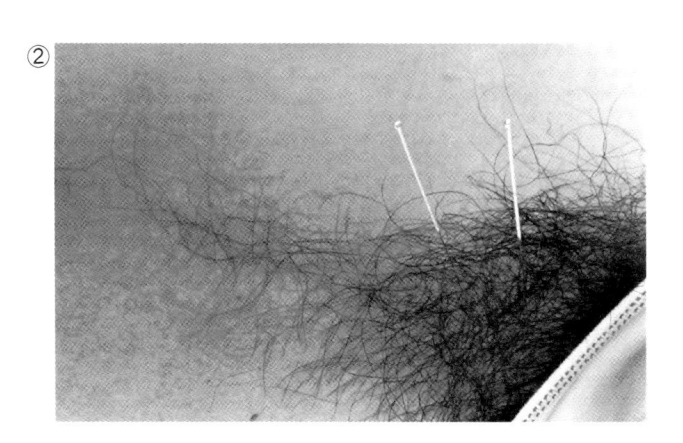

褥瘡（Ⅰ〜Ⅲ度）

| 治　則 | 益気活血，去腐生新 |

| 処　方 | ◇阿是穴
◇褥瘡部位の周囲に多針浅刺後に灸を施す |

| 操　作 | 患部を囲むように刺し，捻転法で平補平瀉法を施す。その後に毎回10分〜15分間くらい灸を施す。 |

訳注 1) 昇陽益気，調神清脳，機関を利す——昇陽益気することにより，調神清脳をはかる。これにより，機関すなわち関節の運動を調節する。清は静の意，利は調節の意である。
　　 2) 機　竅——神竅，脳竅のこと。
　　 3) 州　都——膀胱のこと。
　　 4) 麻　感——しびれた感覚。

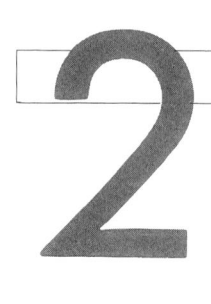

第2章
中風理論の歴史的沿革

1 ──── 『内経』に見られる中風理論

　　　中風に関する記載は『内経』に初めて見られる。同書では，中風を「偏枯」，「偏風」，「大厥」，「煎厥」，「薄厥」に分けており，病因病機は，多くが外風によるものとして論じられている。その治療には，「汗」，「湯熨」，「火」，「灸」，「刺」の諸法があり，予防保養(療養)としては，「風邪を避け情志を調える」という説を提起している。また，中風の病変機序に関しては，以下のような記述が見られる。

[1] 病変機序に関する記載

①『素問』風論篇　第四十二

　　　「風の人を傷るや。あるいは寒熱となり，あるいは熱中となり，あるいは寒中となり，あるいは癘風となり，あるいは偏枯となり，あるいは風となる。その病おのおの異なり，その名同じからず，あるいは内りて五臓六腑(はい)に至る。……

　　　風気皮膚の間に蔵(かく)れて内通するを得ず，外泄することを得ず。……風気太陽と俱に入り，諸脈の兪に行き，分肉の間に散じて衛気と相干せば，その道利ならず。ゆえに肌肉をして憤䐜(ふんしん)して瘍有らしむ。衛気凝(おか)するところありて行かず。ゆえにその肉不仁することあるなり。……」

②『霊枢』刺節真邪　第七十五

　　　「虚邪の人に中るや，洒淅(さいせき)として形を動ず。毫毛起ちて，腠理発(ひら)く。……衛気行かざるときは，すなわち不仁となる。

　　　虚邪偏して身半に客し，その入ること深く内営衛に居し，営衛稍衰うるときは真気去り，邪気独り留して偏枯を発す。」

③『素問』陰陽別論篇　第七

　　　「三陰三陽病を発すれば，偏枯痿易をなし，四支挙らず。」

④『素問』気交変大論篇　第六十九
　「歳木大過なれば，風気流行し，……」
⑤『素問』至真要大論篇　第七十五
　「諸暴強直は，みな風に属す。」
⑥『素問』六元正紀大論篇　第七十一
　「木欝の発は，……民の病は，……甚だしきときはすなわち耳鳴眩転す。目人を識らず。善く暴に僵仆す。」
⑦『素問』玉機真臓論篇　第十九
　「風は百病の長なり。……このときに当りては，汗して発せしむべきなり。あるいは痺し，不仁，腫れ痛む。このときに当りては，湯熨及び火灸，刺してこれを去らしむべし。」

[2]　予防・保養に関する記載
①『素問』生気通天論篇　第三
　「風は百病の始なり。清静なるときはすなわち肉腠閉拒し，大風苛毒ありといえども，これを害するあたわず。これ時の序に因るなり。」
②『素問』上古天真論篇　第一
　「恬憺虚無なれば，真気これにしたがい，精神内に守る。病安(いずく)よりか来たらん。」

2──『傷寒雑病論』・『金匱要略』中風歴節脈証併治に見られる中風理論

　上に述べたように，『内経』時代の中風の病候に対する論述は広義にわたっており，その「偏枯」，「大厥」，「煎厥」，「薄厥」等の病候は，また現代でいう中風のある種の病症と類似している。

　中風に証，法，方があることを初めて説いたのは，『傷寒雑病論』，『金匱要略』中風歴節脈証併治からであるが，そこには「それ風の病たる，まさに半身不遂すべし。あるいはただ臂の不遂なる者は，これを痺となす。脈微にして数は，中風然らしむ。」と述べられている。すなわちここでは，中風は気血不足をベースとし外邪の誘発によって起こるものであると述べているのである。そして，その病機は経脈の阻滞にあるとするが，この考えはまだ外風の範囲をこえるものではない。

　とりあげるべきものとしては，張仲景が『金匱要略方論』の中で初めて中風の定位基準を出していることである。そこには「邪絡に中るに，肌膚不仁す，邪経に中るに，すなわち重く勝らず，邪腑にあれば，昏して人を識らず，邪臓にあれば，舌すなわち言い難く口涎を吐く。」と述べられている。この中経，中絡，在臓，在腑の論は，現在に至ってもなお臨床における指導的意義をもっている。

3──『甲乙経』に見られる中風理論

　晋の皇甫謐の『甲乙経』も，『内経』の旨意を越えてはいない。そこには「三虚して邪風に中り偏せば，すなわち撃仆偏枯をなす」，「賊風邪気人に中れば，病人卒かに暴す」とあり，内風によって引き起こされた病候を，依然として外風によるものと誤って考え，混同して

論じている。

4 ── 隋・唐から宋代に見られる中風理論

隋唐から宋にかけての，各医学家の中風に対する認識は，ほぼ一致している。すなわち『諸病源候論』，『千金方』，『外台秘要』，『聖済総録』等は，五臓中風および風癔，風痱，風舌強不語等の病候を論じ，あわせて弁証論治を行っている。なおこの時期はその理論的根拠を『霊枢』や『素問』に求めており，「証候が繁雑で病因は外風によるものである」とした外風の論理が唱えられている。以下に各書よりの抜粋を紹介する。

① 『諸病源候論・中風候』

「中風は，風気（風邪）が人に中ったものであり，四時（四季）のいずれにも見られる。これに中ると人は死病に至ることが多い。その他，舌強不語・口渇・半身不遂・不仁などが発症する。」

② 『聖済総録』

「諸風による発病では，自覚症状のないもの，心腹脹満するもの，半身不遂するもの，口噤不語で涎唾が自出し目閉耳聾するもの，身体が激しく冷直するもの，煩悶恍惚し喜怒無常なもの，唇喜口白・戴眼・角弓反張するものなどが見られる。」

このようにこの時期は外風の論を唱えている。

5 ── 金元時代に見られる中風理論

金元時代には，中風の病因病機に対する認識に変化が起こった。すなわち「内を揚げ外を抑える」のをその特長とし，一方的に内因を強調し，外因を軽視する考え方が生まれた。有名な医学家である劉河間は「心火暴盛」を，李東垣は「正気自虚」を，朱丹渓は「立痰為訓」という考え方をそれぞれ打ち出した。以下にこの3人の論点を紹介する。

① 劉河間の「心火暴盛」説

「一般に風の病証に対しては，「末」の部分はとらえやすく「本」の部分は見落としやすいものである。ゆえに中風癱瘓を，肝木の風実が甚だしいものであるとはせずに，たんに〈卒かに中る〉としている。しかしこの場合，風は外にあるのではなく，息を失宜することによって心火暴が甚だしく，腎水は虚衰してこれを制することができない。いわゆる陰虚陽実になるためであり，熱気は怫鬱し，心神が昏冒して，筋骨不用となり卒倒するのである。病因の多くは喜・怒・思・悲・恐による五志の極まりであり，そのためすべて甚だしい熱症状を示す。」　　　　　　　　　　　　　　　　　　（『素問玄機原病式』）

② 李東垣の「正気自虚」説

「中風は外来の風邪によるものではなく，本気自ら病を生じるものである。一般に年齢が四旬（40歳）を越えて，気が衰えたり，憂喜忿怒によって気を傷つけたりすると，この疾病が発症する。壮年期の者は発症しにくいが，肥盛な者は形盛気衰となり発症をみることがある。治法は臓腑を和し，経絡を通じることによって風（内風）を治める。」

③ 朱丹渓の「立痰為訓」説

「内経以降の中風の理論は，すべて外の風邪に中ることをいっているが，地には南北の

違いがあるわけで，一律に論じてはいけない。唯一，劉河間が息の失宜による「水不制火の極まり」を説いている。今回，その他の地の違いを説くと，西北二方では真に風に中る者もあるが極めて少ない。また東南の人の多くは湿土生痰の特長がある。この痰は熱を生じるし，その熱により風を生じるのである。……半身不遂の大半は痰によるものである。左の不遂は死血と無血に属し，右の不遂は痰に属し気虚に属すものである。」

(『丹渓心法』)

このように3人の代表的な医学家の論点はそれぞれ異なるが，内因を強調している点では共通している。これは中風理論の発展史上の1つの飛躍といえる。

6 ── 明・清代に見られる中風理論

明清期の主な学術上での観点は，外・内相兼論であり，同時に中風前兆についても説明がなされている。以下に代表的医学家の著書よりの抜粋を紹介する。

① 戴思恭の説

「中風の証とは，卒然昏倒して意識障害が起きたり，あるいは痰涎壅盛となり，咽喉に痰が鳴ったり，あるいは口眼歪斜や手に癱瘓が起こったりする……等を示すが，これは風邪が盛んになると，気が上逆しこれにしたがって痰も上がり，停留して壅塞すると昏乱暈倒するもので，すべて痰が引き起こしている。」

(『証治要訣』)

② 楼英の説

「中風とは俗称であり，その証には卒然仆倒，口眼歪斜，半身不遂，あるいは舌強不語，唇吻不収が現れる。」

(『医学綱目』)

③ 喩嘉言の説

「中風では，陽虚で邪が空竅を害することを本とし，外より入った風が身中に平素からあった邪を挟み，あるいは火，あるいは気，あるいは痰によって標となる症状をなす。」

(『医門法律』)

7 ── 王安道による中風理論

以上の論述は内因重視のものであるが，内風に対する認識にはなお不足の点がある。その後，王安道は初めて真中，類中という論点を提起し，中風のうち外風表証に属するものを真中風，内風に起因するものを類中と称した。次にこの説に賛同した張景岳の文献を紹介する。

8 ── 張景岳の説

①「風には真中，類中の違いがあるので分別しなければならない。真風は外感表証であり，類風は内傷裏証すなわち厥逆内奪に属するものである。」(『景岳全書』雑病談諸風)

②「非風の一証に，いわゆる中風証がある。この証の多くは卒倒が見られ，卒倒の多くは昏憒による。その本はみな内傷積損頽敗にあって，外感風寒を原因とするものではない。そこで一般の人々にその本が外風の証でないことを知らせるために，非風の名がつけられている。」

(『非風』一巻，論正名)

9 ── 清代から近代に見られる中風理論

　　清代から近代医学家の中風に対する認識は，かなり統一を見ており，内風のポイントは内風妄動にあるとされている。その代表的なものを以下に紹介する。

　① 葉天士の説

　　「肝は風臓であり，精血の衰耗により水不涵木となると，木は少ししか営を注げず，そのために肝陽偏亢となると，ときに内風を起こす。」

　　「腎精や肝血が衰耗すると，風は陽を擾して竅に旋乗する。」

　② 張伯龍の説

　　「現在いわれている猝倒暴仆する中風は上実証であるが，これは下虚による上実である。これはすべて本火内動により，肝風上揚し，血気が上に併走するものである。」

（『類中秘旨』）

10 ── 今日の弁証の根拠とされる張山雷の説

　　その後，張山雷は理論を一歩進め，中風の発病機序としては，現在でもなお弁証の根拠とされている陰虚陽亢，肝風上揚，気血痰火の泛溢・上衝という見解を発表した。

　　「内動の風の発源は，気火の上衝にある。猝倒暴仆するといわれる中風，すなわち痰火上壅の中風は，これは上実証であり，さらにいえば下虚による上実である。」

　　「この病（中風）の火気痰が泛溢して上衝するというのは，まさに素問のいう気血が上に併走するという候を示している。」

11 ── 王肯堂，王清任，李中梓の説

　　ここに至って中風の発病機序として陰虚陽亢，肝風上揚，気血痰火の泛溢・上衝が認識され，現在でもなお弁証の根拠とされている。これと同時に王肯堂は，飲食の不節制と中風の内在関係を強調した。また王清任は，「気虚血瘀」の説を提起し，李中梓は中風を閉証と脱証とにはっきりと区別した。李氏は「牙関緊閉し，両手を固く握るのは，閉証である」と述べ，これにより中風に関する理論はいっそう豊富となった。

12 ── 「中風前兆」

　　「中風前兆」については，早くは朱丹渓が指摘しており，その後，張之錫がさらに進めた解説を加え，李用粋に至っては予防の要点まで示している。以下にその論点を紹介する。

　① 朱丹渓

　　「眩暈は，中風の漸である。」

　② 張之錫

　　「中風には必ず前兆がある。中年に至ってただ大指が麻木あるいは不仁となったり，あるいは手足少力となったり，あるいは肌肉にわずかなひきつりを感じたりする者は，3年以内に必ず暴病が起こる。」

③ 李用粹

「平人の手指麻木やときならぬ眩暈は，中風の前兆であり，中風の予防をはからなければならない。」

「中風の予防には，起居（平素の生活）を慎み，食欲を節制し，房事を遠ざけ，情志を調えるとよい。」　　　　　　　　　　　　　　　　　　　　　　　　　　　　（『証治匯補』）

　中医学の発展から現代を見ると，中風とは，『内経』にある大厥，薄厥，煎厥，『金匱要略』にある中風，および王安道，張景岳の「類風」，「非風」等の証を含む脳，心，肝，腎，四肢百骸，頭，顔，頸，身，腑を包括した膨大でしかも複雑にいりくんだ病候群を総合していることがわかる。

　以上が春秋戦国から現代に至る2000余年にわたる中風理論の沿革の主要な発展経過である。

第3章 中風の病因病機

　歴代医学家の理論と現代医学研究の結果を総合すると，中風の病因病機に関する主要なものは，次の4点にまとめられる。

［1］ 五志過極，化火生風
①喜びすぎ，煩労により，火が心から起こる
②激怒して気逆すると，火が肝から起こる
③憂思，労倦により，火が脾から起こる
④悲哀慟中すると，火が肺から起こる
⑤房事過多により，火が腎から起こる
　このように五志過極（五志が度を越すこと）となると，すべて化火しやすく，火が盛んになると風を生じ，この風と火が互いに煽りあって脳に上衝すると大厥が突発する。

［2］ 陰虚陽亢，陰陽失調
　陰虚とはすなわち腎水不足のことであり，水不涵木となって腎水が肝木をうまく濡養できなくなると，肝陽上亢になる。陽亢のために風を生じ，それが昇って清竅に影響したり，肝気鬱滞のために，肝の条達がうまく行えなくなり，そのために肝陽が亢進して気と血が並んで上衝したり，肝血腎液が虚したために，風陽が竅に乗じたりすると，暴厥という重篤な状態が起こる。

［3］ 飲食不節，労倦内傷
①美味な飲食物のとりすぎにより湿困脾土となり，そのために脾の運化機能が悪くなると，湿が集まって痰が形成される。この痰が瘀滞して熱化し，痰涎が絡に阻滞すると陽気がうまく運行できなくなる。
②あるいは，平素から肝陽が旺盛なために木剋脾土となり，そのために脾の運化機能が悪

くなると痰濁が内生する。

　陽亢風動となり，気血が上逆し，肝火に痰熱がからんで上逆し，清竅に影響し，また経絡に影響して頏顙¹⁾に影響すると，突然の昏倒，意識不明，半身不遂，舌の強ばり，言語障害等が起こる。

［4］　正気不足，経脈空虚

①病後の虚弱，高齢に伴う身体の衰弱，陰陽失調という虚に乗じて風邪が身体に入り，経絡や筋脈に影響し，邪気が独り留ったり，他方，正気が虚して，瘀血が絡に阻滞すると中風を発する。
②血逆となり，血が正常に運行しなくなり，血が気とともに昇ったり，気が血とともに逆して気血逆乱となってともに上衝すると，気が清竅²⁾を閉じ，血は脳絡に瘀滞して中風を発する。

　このように中風の発症は，その病理メカニズムがかなり複雑である。しかしその病因は風，火，痰，気，血，虚の6つにほかならず，風はその標であり，痰，火，気，血，虚がその本となる。これらにより陰陽のバランス失調が起こって，発症すると考えられる。陰が下で虚し，陽が上に浮くと，陽気は濁を化することができなくなり，そのために濁陰が集まって閉塞して経脈が閉じ，竅道が滞り，脳絡がその栄養を失い，神明が散乱するために，十二官³⁾は危くなるのである。

訳注1）頏　顙——咽部の上の上顎洞と鼻が通じている部位。軟口蓋の後部をいう。ここには足厥陰肝経が通っている。
　　2）清　竅——耳，目，口，鼻をいう。
　　3）十二官——臓腑のことである。心，肝，脾，肺，腎，心包絡，胆，胃，大腸，小腸，三焦，膀胱をいう。

第4章 歴代針灸法の紹介

［1］ 針灸医師の条件

「ゆえによく針を用うる者は，陰にしたがって陽を引き，陽にしたがって陰を引く。右をもって左を治し，左をもって右を治す。我をもって彼を知り，表をもって裏を知る。もって過ぎたると及ばざるとの理を観じ，微を見て過を得れば，これを用いて殆うからず。」

（『素問』陰陽応象大論篇　第五）

★本文では経験豊富な針灸医師の条件について述べている。まず多くの治療方法に精通していること。また同時に病状をしっかり把握し，表裏虚実をしっかり鑑別しなければならず，疾病の発展とその予後を予測できれば，正確な治療方法を制定することができ，誤治を起こすことはない。

［2］ 組織器官の内在関係，谷，谿について

「諸脈はみな目に属す。諸髄はみな脳に属す。諸筋はみな節に属す。諸血はみな心に属す。諸気はみな肺に属す。……

人に大谷十二分，小谿三百五十四名あり。十二俞を少く。これみな衛気の留止するところ，邪気の客するところなり。針石縁ってこれを去る。」　（『素問』五臓生成篇　第十）

★ここでは人体の一部の組織器官のあいだの生理的および相互間の内在関係について述べている。谷，谿は人体の経絡中の気が流注する部位であり，邪に侵襲されやすいという特徴がある。この場合には針灸で治療を行うとよい。

［3］ 治療前の要求

「凡そ刺の真は，必ずまず神を治す。五臓已に定め，九候已に備わりて，後すなわち針を存す。」　（『素問』宝命全形論篇　第二十五）

★治療前の医師に対する要求を述べている。

［4］ 厥逆の部分的な症状と治療原則

①「巨陽の厥はすなわち首腫し頭重く足行すること能わず。発して眴仆となる。……盛んなるときはすなわちこれを瀉し，虚するときはすなわちこれを補す。盛んならず虚ならざるときは，経をもってこれを取る。」

②「太陽の厥逆は僵仆し嘔血し善く衄す。病を主るものを治す。」

（『素問』厥論篇　第四十五）

　　★この段落では六経厥逆の部分的な症状とその治療原則について述べているが，この節では太陽経を選び，その厥逆の症状および治療原則について述べている。

［5］ 病変部位と治療原則との関係

①「気有余なるときはすなわちその経隧を瀉してその経を傷ること無かれ。その血を出すことなく，その気を泄らすことなかれ。不足なるときはすなわちその経隧を補してその気を出すことなかれ。……按摩して釈することなかれ。針を出してこれを視して曰く，我将にこれを深くせんとすと。人に適して必ず革す。精気自ら伏し，邪気散乱す。休息するところなく，気腠理に泄れ，真気すなわち相得る。」

②「五臓はゆえに六腑を得て，ともに表裏をなす。経絡・支節，おのおの虚実を生ず。その病の居るところしたがってこれを調う。病，脈にあればこれを血に調う。病，血にあればこれを絡に調う。病，気にあればこれを衛に調う。病，肉にあればこれを分肉に調う。病，筋にあらばこれを筋に調う。病，骨にあればこれを骨に調う。燔針はその下および急なる者を劫刺す。病，骨にあらば焠針薬熨す。病の痛むところを知らざるは両蹻を上となす。身形に痛みありて九候病莫きときはすなわちこれを繆刺す。痛み左にありて，右脈病む者はこれを巨刺す。必ず謹みてその九候を察して，針道備わる。」

（『素問』調経論篇　第六十二）

　　★病変部位の違いにより，治療法則もそれぞれ異なる。ここでは同時に，治療を行う場合には，弁証論治の原則にもとづいて行うことを指摘している。

［6］ 痿証の治療

　「痿を治するを論言する者は，独り陽明を取るは何ぞや。岐伯曰く，陽明は五臓六腑の海なり。宗筋を潤すを主る。宗筋は骨を束ねて機関を利するを主るなり。衝脈は経脈の海なり。谿谷を滲潅することを主る。陽明と宗筋に合す。

　陰陽は宗筋の会を総べ，気街に会して陽明これが長たり。みな帯脈に属して督脈を絡う。ゆえに陽明虚するときはすなわち宗筋縦みて帯脈引かず。ゆえに足痿して用いざるなり。

　帝曰く，これを治するはいかにするか，と。

　岐伯曰く，おのおのその栄を補してその兪を通ず。その虚実を調えてその逆順を和す。筋脈骨肉おのおのそのときをもって月を受くるときはすなわち病已むなり，と。」

（『素問』痿論篇　第四十四）

　　★この段落では，痿証の治療にあたっては，陽明がそのポイントになる理由とその治療

75

［7］ 巨刺法の弁証根拠，絡病による厥の治療法則

①「邪経に客し，左盛んなるときはすなわち右病み，右盛んなるときは，すなわち左病む。また移易する者あり。左の痛み未だ已まずして，右脈先ず病む。この如き者は必ずこれを巨刺し，必ずその経に中つ。絡脈にあらざるなり。」

②「邪，手足の少陰，太陰，足の陽明の絡に客するとき，この五絡はみな耳中に会し，上って左角を絡う。五絡俱に竭くれば，人をして身脈みな動じて形知ることなからしむ。その状尸の若し。あるいは尸厥と曰う。その足の大指の内側，爪甲上，端を去ること韭葉のごときを刺す。後に足心を刺す。後に足の中指の爪甲の上を刺すことおのおの一痏。後に手の大指の内側，端を去ること韭葉のごときを刺す。後に手の心主，少陰，鋭骨の端を刺すことおのおの一痏。立ちどころに已む。」

（『素問』繆刺論篇　第六十三）

★前段落では，巨刺法の治療原則について述べている。また後段落では手足少陰，太陰，足陽明の絡病により起こる厥の治療原則について述べている。内経の諸節で述べられている諸厥は，現代の中風証に非常に類似しているが，時代の制約をうけているためにその症状の記載は系統的ではなく，また全面的でない。

［8］ 病因，病痛部位と治療選穴との関係

①「余聞く，風は百病の始なりと。針をもってこれを治するにはいかにするか」と。

岐伯対えて曰く，「風外より入れば，人をして，振寒し，汗出で，頭痛み，身重く，悪寒せしむ。治は風府にあり。その陰陽を調う。不足なるときはすなわち補し，有余なるときはすなわち瀉す。」

②「蹇膝伸びて屈せざる者はその楗を治す。坐して膝痛む者はその機を治す。立ちて暑解する者はその骸関を治す。膝痛，痛み拇指に及ぶ者はその膕を治す。坐して膝痛むこともものの穏るるが如くなる者はその関を治す。膝痛みて屈伸すべからざる者はその背内を治す。䏚に連なりて折るるが若くなる者は陽明中の兪髎を治す。別るるが若くなる者は，巨陽少陰の栄を治す。淫濼し脛酸して久しく立つ能わざる者は少陽の維を治す。外上五寸にあり。」

（『素問』骨空論篇　第六十）

★ここでは病因，病痛部位の違いにより，その治療選穴もそれぞれ異なることを述べている。

［9］ 維筋相交について

「病左額……すなわち右足用いず，命じて維筋相交わると曰う。」

（『霊枢』経筋　第十三）

★この段落では維筋相交について述べている。維筋相交とは足少陽経，経筋が頸部まで循行すると，それより上の部位では対側の頭角に交叉していることをいう。したがって「左角を病むと，右足用いず」という状態が現れる。この維筋相交とは，現代医学

でいう中枢神経系統の生理機能に類似している。これは左側の脳病には，右側の半身不随が現れることを指している。このようにすでに2千年前に中風に対する認識がもたれているということは，当時の医理がすでに豊富な臨床基礎を有していたことを説明している。

[10] 厥逆の発病メカニズム
「気，頭に乱れるときは，厥逆となり頭重く眩仆す。……気，頭にある者はこれを天柱大杼に取る。」　　　　　　　　　　　　　　　　　　　　　　（『霊枢』五乱　第三十四）

★邪気が神明の府に上擾（影響）し，そのために清空の竅が蒙閉すると厥逆が起こる。これが本節の主要な論点である。内経では頭の病で厥逆となるものを，中風と理解していたことがわかる。

[11] 胃気と肌肉との関係
「胃実せざるときはすなわち諸脈虚す。諸脈虚するときはすなわち筋脈懈惰す。筋脈懈惰するときはすなわち陰に行るに力を用い，気復すること能わず。ゆえに軃を為す。その所在に因って分肉の間を補す。」　　　　　　　　　　　　　（『霊枢』口問　第二十八）

★胃は後天の本であり，諸脈はすべて水穀の精微の栄養を受けている。この胃気が不足して経脈が空虚になると，肌肉は無力となり下垂する。

[12] 中風の病位とその治療原則
「偏枯，身偏して用いられずして痛み，言は変わらず，志も乱れざるは，病分腠の間にあり。巨針してこれを取る。その不足を益し，その有余を損すればすなわち復すべきなり。」
　　　　　　　　　　　　　　　　　　　　　　　　　　　　　　　（『霊枢』熱病　第二十三）

★中風病でその病位が経絡にあり，まだ臓や腑に入っていないものに対しては，針灸で疏通経絡をはかるとよい。その治療原則は，「虚すれば則ち之を補い，実すれば則ち之を瀉す」という原則を用いる。

[13] 『玉龍歌』の中風治療3穴
「中風で意識障害がある者（中臓腑）は難治であるが，髪際にある顖門を応用し，さらに百会に向かって刺入して補瀉を操作すれば，蘇醒し危篤状態から脱することができる。
　中風の比較的重症の者に対しては，中衝二穴を取り先補後瀉法によって安寧をはかるが，それでも反応のない場合は，さらに人中に刺すと症状を軽減できる。」　　　　（『玉龍歌』）

★元代の先賢である王国瑞氏は中風治療の3穴を提起している。この百会，中衝，人中はともに妙効を奏す。

［14］ 『百症賦』の中風要穴

「両臂の頑麻には，少海，手三里を取る。半身不随には，陽陵泉，曲池を取る。」

（『百症賦』）

★本文は『針灸聚英』に記載されている『百症賦』の4句を引用して，中風病に対する個人的経験として治療選穴を紹介している。

［15］ 『通玄指要賦』の諸穴の効能

「人中は脊脅の強痛を除き，神門は心性の痴呆を治す。風傷による項急には風府を取る。頭暈目眩には風池を取る。両肘の拘攣には曲池を取る。四肢の懈惰には照海を取る。」

（『通玄指要賦』）

★『通玄指要賦』は，竇漢卿の著である。本文では諸穴の効能について述べている。

［16］ 『聖済総録』の灸による中風治療

①「諸風の発病では，自覚症状のないもの，あるいは心腹脹満，あるいは半身不随，あるいは口噤不語，涎唾自出，耳閉耳聾，あるいは暴身冷直，あるいは煩悶恍惚，喜怒無常，あるいは唇喜口白，戴眼・角弓反張・自発動等の症状が見られる。これに対する治療には，神庭に七壮灸を施し，次に曲差に各一壮，次に上関に各一壮，次に下関に各七壮，次に頬車に各七壮，次に顖会に各七壮，次に百会に各七壮，次に本神に各七壮，次に天柱に各七壮灸を施す。次に陶道に各七壮，次に風門に各七壮，次に心兪に各七壮，次に肝兪に各七壮，次に腎兪に各七壮，次に膀胱兪に各七壮，次に曲池に各七壮灸を施す。次に肩髃に各七壮，次に支溝に各七壮，次に間使に各七壮，次に陽陵泉に各七壮，次に陽輔に各七壮灸を施す。次に崑崙に各七壮灸を施す。次に上星に二百壮，次に前頂に二百四十壮灸を施す。」

②「肝風で言語不能なものには，鼻下人中に灸を施し，去風が不十分で半身不遂・失音不語のものは，百会に年齢に応じた壮数を施す。卒中風で口噤不開のものは機関二穴に灸を施す。中風で失音不語・緩縦不収なものは天窓に五十壮施し，風が臓に入り，瘖瘂・口眼相引・牙車急・舌不転・喎僻するものは，吻辺，横紋，赤白際に左右逐次年齢数だけ灸を施し，三日たって変化のない場合はさらに同様の操作を施す。」

③「中風で眼が上戴し，なお言語不能なものは，第二顖並びに第五顖上に各二七壮灸を施す。もし卒中風であれば，両足大指の下横紋中に五壮灸を施す。去風が不十分で下肢が不随なものは，三里の下三寸にある巨虚上廉に各三壮灸を施す。」

（『聖済総録』）

★ここでは灸治療の中風病への運用について述べている。

［17］ 『普済方』の灸による中風治療

①「中風の言語不能の治療には，第二頸椎あるいは第五椎上に灸五十壮を施す。」

②「中風で気塞涎出，不語昏危のものを治すには，百会，風池，大椎，肩井，曲池，間使，三里等の七穴を用いる。風口喎を治すには，列缺を取穴する。これはこの二穴より陽明に別出するためであり，灸三壮を施して治療するが，患部が右側であれば左の列缺に灸を施し，患部が左側であれば右の列缺に灸を施す。風による失音不語を治すには，合谷を取穴

して灸三壮を施す。口喎斜を治すには耳垂下に麦粒大の灸を三壮施す。左右反対側を取穴する。」
　　　　　　　　　　　　　　　　　　　　　　　　　　　　　　　　　　　　（『普済方』）
　★ここでは灸治療の中風病への運用について述べている。

[18]　『針灸大成』の中風前兆の対処法

　「一に中風を論じる場合，中風発生前1～2カ月あるいは3～4カ月のときに，しばしば足脛上が発酸して重く麻れ長時間してやっと解すようなことがあれば，これはまさに中風の兆候である。速やかに三里・絶骨の四穴に灸を各三壮施す。後に生葱・薄荷・桃柳葉（桃葉・柳葉）四味の煎湯を用いて淋洗する。灸は風気を去逐して瘡口から出す。例えば春と夏の変わり目，夏と秋の変わり目には灸が適しており，両足に灸瘡をつくるとよいのであるが，この法を信じず飲食不節・色酒過度を行うと，卒忽して中風を引き起こす。この治療には七処一斉に各三壮灸を施すとよい。患部が左に偏ずるものは右に灸を施し，右に偏ずるものは左に灸を施す。七処というのはすなわち百会・耳前（耳門・聴宮・聴会）である。」
　　　　　　　　　　　　　　　　　　　　　　　　　　　　　　　　　　　（『針灸大成』）
　★中風前兆は適時にその予防と治療を行わなければならない。針灸，中薬ともにすぐれた効果がある。ここでは左の麻痺には右に灸を施し，右の麻痺には左に灸を施すという治療法則を明確に提起している。

[19]　初期の中風に対する救急刺針法

　「中風が突発して跌倒し，卒暴昏沈，痰涎壅滞し，不省人事，牙関緊閉となり薬水を飲めないものには，速やかに三稜針を用いて手の十指にある十二井穴を刺し，悪血を取り去るとよい。」
　　　　　　　　　　　　　　　　　　　　　　　　　　　　　　　　　（『針灸大成』乾坤生意）
　★ここでは十二井穴が中風発作時の救急穴であることを紹介している。

[20]　中風後遺症の治療法

①「中風の口眼喎斜には，聴会，頬車，地倉を取穴する。左方向に喎斜する者には，右に灸を施し，右方向に喎斜する者には，左に灸を施すとよい。各喎陥中に二七壮，麦粒大の艾柱で頻々と灸を施し，風邪をとりつくして口眼が正常になるをもって度とする。」
②「中風の風邪が腑に入り，手足不随となるものには，百会，耳前髪際，肩髃，曲池，風市，足三里，絶骨を取穴する。一般に手足麻痺を覚えたり，あるいは疼痛が長期間に及ぶものは，風邪が腑に入った兆候であり，この七穴に灸を施すとよい。病が左にあれば右に灸を施し，右にあれば左に施し，風邪が軽減するのをもって度となす。」
③「中風の風邪が臓に入り，気塞涎壅に至って不語昏危になるものには，百会，大椎，風池，肩井，曲池，足三里，間使を取穴する。一般に心中憒乱，神思不怡あるいは手足頑麻するものは，風邪が臓に入った兆候であり，速やかにこの七穴に各五七壮を施す。」
　　　　　　　　　　　　　　　　　　　　　　　　　　　　　　　　　（『針灸大成』乾坤生意）
　★中風病の中経絡，中腑，中臓では，その症状の現れかたが異なるだけでなく，治療選穴においても厳格な区別があることを説明している。発病原因，病理転機，病位の違

いにもとづき，弁証論治を行う必要がある。病が経絡にある場合には，疏通経絡をはかればよく，また病が臓腑にある場合には，その気機を調節して醒神開竅をはかるとよい。

[21] 『針灸大成』の中風分類とその治療

①「第一，陽症中風の不語，手足癱瘓には，合谷，肩髃，手三里，百会，肩井，風市，環跳，足三里，委中，陽陵泉を取る。（まず無病の健側の手足に刺針し，後に有病の患側の手足に刺針する）」

②「第二，陰症中風では，半身不随，拘急，手足拘攣する。これは陰症であるので，その治療には先補後瀉を行う。」

③「第四，中風による人事不省には，人中，中衝，合谷を取る。」

④「第五，中風による口噤不開には，頬車，人中，百会，承漿，合谷を取る。（どの経穴も瀉すとよい）」

⑤「第六，半身不随の中風には，絶骨，崑崙，合谷，肩髃，曲池，手三里，足三里を取る。」

⑥「第七，口眼喎斜の中風には，地倉，頬車，人中，合谷を取る。」

⑦「第八，中風の左癱右瘓には，三里，陽谿，合谷，中渚，陽輔，崑崙，行間を取る。」

（『針灸大成』治症総要）

★中風には陰症，陽症の区別，中経絡，中臓腑の区別がある。これらにはそれぞれ異なった治療原則，治療選穴がある。

[22] 『医宗金鑑』の中風治療穴

①「百会は，卒中風を主治する。」
②「瘂門，風府は，中風舌緩による言語不能に用いられる。」
③「水溝は，中風による口不開，中悪癲癇による口眼歪斜に用いられる。」
④「曲池は，中風による手攣筋急，痛痺風を主治する。」
⑤「肩髃は，癱痺疾，手攣肩腫を主治する。」
⑥「商陽は，卒中風の暴仆昏沈，痰壅塞を主治するほか，少商，少衝，関衝，少沢への三稜針で立ちどころに回生する。」
⑦「環跳は，中風湿，股膝筋攣腰腿痛を主治する。委中の刺血は前証を治し，経絡を開通するに最も適する。」
⑧「足三里は，風湿に中ったものを治す。」
⑨「陽陵泉は痺偏風を治し，風市は腿中風を主治する。」
⑩「太衝は腫脹満で行動がつらく，歩履困難なものを主治する。」　　　　　（『医宗金鑑』）

★ここでは口訣の形式で，中風病の各症状に対する最もよいとされている選穴を紹介している。

[23]　現代中風治療の常用配穴

中経絡：半身不随
　　　　　上　　肢：肩髃，曲池，外関，合谷
　　　　　下　　肢：環跳，陽陵泉，足三里，解谿，崑崙
　　　　　口眼喎斜：地倉，頬車，合谷，内庭，労宮

中臓腑：
　　　　　閉　　証：人中，十二井穴，太衝，豊隆，労宮
　　　　　脱　　証：関元，神闕（隔塩灸）

第5章
醒脳開竅法の臨床効果の分析

［1］ 症例選択

診断基準

中医診断基準：1)突然の卒倒，2)意識障害，3)口眼歪斜，4)半身不随，5)言語障害，6)眩暈（このうち3項目の症状が備わるものを診断基準とする）。

中経絡：半身不随，口眼歪斜，言語障害

中臓腑：中経絡を基礎に意識障害が加わるもの。

西医診断基礎：北京脳血管協作班による暫定統一基準による。また近年ではCTスキャンにより確定診断を行った。

選択条件

①中風急性期，安定期，回復期，後遺症。
②発病年齢は一般に70歳以下とするが，一部75歳を超えるものもある。

［2］ 臨床資料分析

1988年9月末に至るまでにまとめられたカルテによる統計資料は2959症例である。内訳は男性2049名，女性910名。

中風急性期：1424例（発病後1～10日）（うち脳梗塞1151例，脳出血273例）

安 定 期： 589例（発病後11～20日）

回 復 期： 782例（発病後21日～3カ月）

後 遺 症： 164例（発病後3カ月以上）

年 齢：40歳以下107例，41～50歳486例，51～60歳1228例，60歳以上1144例

2959例中，仮性球麻痺を合併症とする患者：165例

高血圧を伴う患者：1344例

CTスキャン確定診断者：718例

平均入院日数：47.23日，平均治療日数：33.07日

[3] 治療効果

効果判定基準

① 中風病

臨床治癒：意識が正常，言語が正常，四肢機能の回復，日常生活の自立，または軽作業が可能になったもの。

著　　効：意識が正常。言語，上肢，下肢の中で1項目が完全には回復していないが，日常生活が可能になったもの。

好　　転：病状が好転し，意識，言語，上下肢機能がある程度まで回復しているが，日常生活の自立がまだ可能ではないもの。

無　　効：治療の前後になんらの変化も見られないもの。

死　　亡：治療中に病状が悪化し死亡したもの。

② 仮性球麻痺

臨床治癒：嚥下機能の回復，飲食の正常化，全身状況良好。

著　　効：嚥下機能の基本的回復，飲食の正常化が見られるがまれにむせる，構語障害が残るもの。

有　　効：嚥下機能はある程度回復，鼻腔栄養法は不用となるが，構語障害の回復がよくないもの。

効果観察

①2959症例の中風患者の治癒率は57.38%，総有効率は96.42%，そのうち脳出血治癒率は51.92%，脳梗塞治癒率は59.43%であった。（表1）

②807症例の中風（脳出血）患者の治療効果分析から，発病後の病程が短いほど治癒率が高いことがわかる。またこのように脳出血の早期から刺針治療を受けることが可能であり，

表1　2959例中風患者の病種治効分析

病種	症例数	治癒		著効		好転		無効		死亡		総有効率
		例数	(%)	例数	(%)	例数	(%)	例数	(%)	例数	(%)	(%)
脳出血	807	419	51.92	164	20.32	176	21.81	15	1.86	33	4.09	94.05
脳梗塞	2152	1279	59.43	378	17.57	437	20.31	32	1.49	26	1.20	97.31
合計	2959	1698	57.38	542	18.32	613	20.72	47	1.59	59	1.99	96.42

第5章　醒脳開竅法の臨床効果の分析

表2　807例中風（脳出血）の病程と治療効果分析

病程別区分	症例数	治癒		著効		好転		無効		死亡	
		例数	(%)	例数	(%)	例数	(%)	例数	(%)	例数	(%)
急性期　（1～10日）	273	159	58.25	48	17.58	45	16.48	5	1.83	16	5.86
安定期　（11～20日）	209	107	51.20	45	21.53	43	20.57	3	1.41	11	5.26
回復期（21日～3カ月）	283	139	49.12	66	23.22	69	24.38	4	1.41	5	1.77
後遺症　（3カ月以上）	42	14	33.33	5	11.90	19	42.25	3	7.14	1	2.38
合　　　計	807	419	51.92	164	20.32	176	21.81	15	1.86	33	4.09

表3　2152症例中風（脳梗塞）の病程と治療効果分析

病程別区分	症例数	治癒		著効		好転		無効		死亡	
		例数	(%)	例数	(%)	例数	(%)	例数	(%)	例数	(%)
急性期　（1～10日）	1151	767	66.64	191	16.59	173	15.03	6	0.52	14	1.22
安定期　（11～20日）	280	219	57.63	71	18.68	75	19.74	8	2.11	7	1.84
回復期（21日～3カ月）	499	236	47.29	106	21.24	140	28.06	12	2.40	5	1.01
後遺症　（3カ月以上）	122	57	46.72	10	8.20	49	40.16	6	4.92	0	0
合　　　計	2152	1279	59.43	378	17.57	437	20.31	32	1.49	26	1.20

刺針治療により高い治癒率と後遺症の発生を減少させることができる。また病程が3カ月以上の患者に比べて1カ月以内の患者の治癒率が明らかに高いことがわかる。（表2）

③2152症例の中風（脳梗塞）患者の治療効果分析から，発病後の病程が短いほど治癒率が高いことがわかる。また表3に見られるように，中風（脳梗塞）に対する本刺針法は例外なく各時期に満足できる治療効果があることがわかる。総有効率は97.31%であった。またCTの応用により，一部の脳梗塞患者の中には程度の異なる出血変化が存在することが確認されている。したがって一部の脳梗塞に酷似した患者については，出血の可能性を完全に排除することはできない。本統計資料は，70年代から記録されはじめたもので，その中には一部分，脳出血患者が含まれている可能性がある。（表3）

表4　807症例中風(脳出血)の年齢と治療効果分析

年齢別区分	症例数	治癒		著効		好転		無効		死亡	
		例数	(%)	例数	(%)	例数	(%)	例数	(%)	例数	(%)
40歳以下	38	19	50.00	5	13.16	12	31.58	1	2.63	1	2.63
41〜50歳	156	88	56.41	38	24.36	26	16.67	1	0.64	3	1.92
51〜60歳	330	168	50.91	70	21.21	66	20.00	6	1.82	20	6.06
60歳以上	283	144	50.88	51	18.03	72	25.44	7	2.47	9	3.18
合　計	807	419	51.92	164	20.32	176	21.81	15	1.86	33	4.09

表5　2152症例中風(脳梗塞)の年齢と治療効果分析

年齢別区分	症例数	治癒		著効		好転		無効		死亡	
		例数	(%)	例数	(%)	例数	(%)	例数	(%)	例数	(%)
40歳以下	63	37	58.74	8	12.70	14	22.22	2	3.17	2	3.17
41〜50歳	330	214	64.85	58	17.57	50	15.15	6	1.82	2	0.61
51〜60歳	898	547	60.91	172	19.16	160	17.82	11	1.22	8	0.89
60才以歳	861	481	55.87	140	16.26	213	24.74	13	1.51	14	1.62
合　計	2152	1279	59.43	378	17.57	437	20.31	32	1.49	26	1.20

④807症例の中風(脳出血)患者では，51〜60歳の発病が比較的多くて330症例あり，総症例数の40.81%を占めている。各年齢の治癒状況には明確な差異は認められず，それぞれに満足のいく治療効果があると考えられる。(表4)

⑤発病に関しては，脳出血患者と同様であることがわかる。本法は各年齢別の治癒状況に対しては明確な有意差は認められない。(表5)

⑥2959症例患者のうち，仮性球麻痺を合併するものは165症例であった。診断根拠は両側皮質脳幹路損傷歴が明らかであり，病歴，あるいは病程が40日以上経過したもので，嚥下時にむせることがあるか，あるいは鼻管留置および構語障害等のあるものとした。治療後の治癒率は81.21%，総有効率は99.39%であった。その中の死亡1例は，入院29日目

表6 仮性球麻痺 165症例治療効果分析

症例数	治癒		著効		好転		無効		死亡		総有効率
	例数	(%)	例数	(%)	例数	(%)	例数	(%)	例数	(%)	(%)
165	134	81.21	13	7.88	17	10.30	0	0	1	0.61	99.39

表7 718症例中風患者CTスキャンによる定位分析

病種	総症例数	視床 大脳基底核		内・外包区		脳幹 小脳区		前頭葉 側頭葉 頭頂葉 後頭葉		その他	
		例数	(%)	例数	(%)	例数	(%)	例数	(%)	例数	(%)
脳出血	404	321	79.46	19	4.70	12	2.98	35	8.66	17	4.20
脳梗塞	314	181	57.65	10	3.18	3	0.96	54	17.20	66	21.01
合計	718	502	69.92	29	4.04	15	2.09	89	12.39	83	11.56

に急性心筋梗塞を合併したため，救急治療を行ったが，無効のため死亡したものである。（表6）

⑦80年代からCTによる確定診断を採用した中風患者は合計718症例であり，脳出血は404症例，脳梗塞は314症例であった。大部分の患者の病変部位は大脳基底核-視床にあり，合計502症例であり，総症例数の69.92%を占めている。その他の83症例については，脳室内およびクモ膜下腔出血，脳萎縮に関するものであった。一部の脳出血患者に対して治療前後におけるCTスキャン状況の分析を行った結果，血腫は2週間前後に吸収が始まり，完全吸収されるには約2カ月かかることが判明した。また出血の吸収，血腫の減少から消失と，治療による症状の改善とが一致することがCTスキャンにより確認された。（表7）

上述の内容を総合すると，醒脳開竅法は，中風の各病理段階および病程において，均一に著明な治療効果があった。2959症例患者中，死亡は83症例，2.7％。その死亡原因は再発，あるいは重篤な肺感染症の合併によるものであった。カルテ資料統計によると平均治療日数は33.07日である。

第6章 醒脳開竅法の基礎実験研究

1 ── 電気生理学的観察

［1］脳血流図観察

表1・表2のように醒脳開竅法による治療後，脳血流図は直ちに著明な変化を示した。変化の主な内容は振幅の高まり（P＜0.01），主峰角の縮小（P＜0.05）であり，また上昇時間，波率にも変化が見られた。20分後にも依然として明らかな脳血流の変化が見られることは，脳血管拡張，血流量増加，血管弾性増加ならびに効果の持続を証明するものである。250例中，治療前の重拍波消失者は150例であったが，治療後はわずか25例であった。振幅は治療前平均0.062Ωだったものが，治療後は0.091Ωに達した。

表1　重拍波の変化

	治療前	治療後
症 例 数	250	250
変化程度・大	0	20
変化程度・中	20	130
変化程度・小	80	75
消　　失	150	25

表2　脳血流図の各項目生理指標の変化

症例数 / 各項目指数	治療前 250	治療後 250	P 値
流入時間（秒）	0.254	0.218	P＞0.05
主峰角（度）	108.7	79.3	P＜0.05
振　幅（Ω）	0.062	0.091	P＜0.01
波　率	71.2	70.0	P＞0.05

［2］脳波観察

　脳梗塞患者50例に対し，治療前後の脳波を比較すると，刺針後，47例の患者に著明な変化が現れた。そのうち42例には α 波の振幅が増加し，波形が整い，α 波の持続時間は延長した。また治療前のゆっくりした波動の頻率および長さは減少した。5例の反応は不規則であったが，刺針時に α 波の振幅がまず一時的に増加が抑制され，その後最初の水準に回復したものがあった。また捻針後に α 波指数が低下し振幅が減少し，主要な波形リズムが β 波となったものもあった。上述の変化から，醒脳開竅法は大脳生理機能を改善することが可能であり，大脳皮質の興奮・抑制の過程をしだいに正常に回復させることが判明した。

　その他，CTスキャン診断による大脳基底核，視床部出血患者50例に対する刺針前後における脳波の特異性変化の観察では，刺針前の大多数の患者の病巣区には 6～7 c/sec θ 波が大量に出現し，電位は 30～70μV と均一ではなかった。近隣部位では θ 波の出現は少なく，その電位もまた低く，S波が出現したものもあった。治療を経た後の病状の好転に伴い，患者に発生する θ 波は著明に減少あるいは消失した。これは治療により血腫がしだいに吸収されていることを証明しており，病状は回復したといえる。これは側面から醒脳開竅法の治療効果を示すものである。

2 醒脳開竅法による脳血管障害治療の微小循環に対する影響

［1］方法および判定

①指標および時間：刺針前および刺針20分後における眼球結膜および甲皺微小循環（毛細血管係蹄拡張，血管係蹄数，血管係蹄長度，輸入枝，輸出枝，輸出枝管径，血流速度および血流状態，形態学的変化）の状況比較。

②判定結果：刺針前後の測定結果は旧式な記録方法の他，徐州製の医療用微小循環顕微鏡による撮影の後，統計学的処理を行った。

③測定方法：徐州製の微小循環顕微鏡拡大倍率10×11.5×1にて測定。日本製対物レンズ標準尺度標定後，接眼レンズ尺度計上1方罫＝10uとした。常温下における患者の左側環指および患側眼球結膜の変化を測定した。（表3）

［2］結果

①醒脳開竅法グループにおける眼球結膜および甲皺微小循環観察を通して，刺針前に比べ刺針後の毛細血管係蹄頂部が拡大し，毛細血管係蹄の開放数が増加し，血管係蹄が延長することがわかった。また輸入枝および輸出枝の幅も拡大した。また形態学観察により血流の明晰度が向上し，色調の暗から紅への変化が認められた。また血流状態が緩慢・鬱血から浅層を滑らかに流れる状態へと変化したことが統計学的処理により明らかになった。（表4）

②伝統刺針グループにおける刺針では，眼球結膜に血流速度が増加したことが認められる以外には，眼球結膜におけるその他の変化は著明ではなかった。甲皺微小循環における長度および輸入枝はやや増加したが，統計学的に有意差は著明ではなかった。また血流

表3　毛細血管係蹄の各項目指標

グループ別症例数		拡張(u)	数目(条/500u)	長度(u)	輸入枝(u)	輸出枝(u)	奇形数(条/500u)	正常数(条/500u)	血流速度(秒)
醒脳開竅グループ 23例	刺針前	47.80±3.10	8.14±0.53	203.40±14.70	9.70±0.50	11.30±0.40	4.11±0.23	3.79±0.34	4.99±1.16
	刺針後	58.30±4.20	12.18±0.63	258.30±15.80	11.60±0.60	13.90±0.60	3.89±0.38	4.37±0.48	1.28±0.13
	t 値	6.325**	10.05**	5.567*	7.37**	4.103**	0.621	1.573	3.467
伝統刺針グループ 9例	刺針前	37.50±3.50	7.33±0.75	175.60±23.10	7.00±0.70	9.90±0.70	2.33±0.17	3.00±0.62	1.40±0.06
	刺針後	41.30±4.30	7.83±0.60	198.90±18.50	7.40±0.70	10.10±0.80	3.11±0.35	3.22±0.70	0.96±0.06
	t 値	1.531	0.949	1.846	1.302	1.010	1.95	1.202	3.35

注　＊両グループ間の有意差が著名なもの　0.01＜P＜0.05
　　＊＊両グループ間の有意差が非常に著名なもの　P＜0.01

表4　各グループの毛細血管係蹄の形態学的変化

グループ別症例数		明晰度不明晰		色調		排列		血流速度	
		例数	率(%)	変暗例	率(%)	失調	率(%)	低下例	率(%)
醒脳開竅 22例	刺針前	14	63.64	22	100.00	6	27.27	20	90.90
	刺針後	1	4.55	6	27.27	4	18.18	2	9.09
	X_2	18.03**		22.098**		0.518		29.45**	
伝統刺針 9例	刺針前	4	44.44	8	88.89	0		9	100.00
	刺針後	4	44.40	7	77.78	0		6	66.67
	X_2	0.44		3.125		0		1.6	

表5　各グループ毛細血管係蹄の各項目指標の測定比較

グループ別症例数	毛細血管係蹄							
	係蹄拡張(u)	数目(条/500u)	長度(u)	輸入枝(u)	輸出枝(u)	奇形数(条/500u)	正常数(条/500u)	血流速度(秒/管)
醒脳開竅　22例	10.50±1.70	4.05±0.43	54.90±9.90	1.90±0.30	1.60±0.40	0.21±0.34	0.53±0.34	3.71±1.07
伝統刺針　9例	3.75±2.44	5.0±5.2	23.32±12.62	0.44±0.03		2.33±0.17		0.433±0.08
t　値	2.328**	4.958**	1.815	3.04**	2.156**	4.165**	0.76	1.939

速度増加には著明な有意差（$t=3.355$, $P<0.01$）が認められたが，その他はすべて著明ではなかった。（表5）

③醒脳開竅法グループと伝統刺針グループの刺針前後に見られ両グループの毛細血管係蹄頂部の拡大の面では，前者は後者と比較して特に優れている。毛細血管係蹄数の増加，輸入枝および輸出枝の拡大，奇形数目の出現についても非常に著明な有意差（$P<0.01$）が認められた。

3 ── 血流量変化の観察

［1］方法と組分け

①醒脳開竅法の規範化した量学手技治療による脳血管障害に対する基礎実験面での作用を実証するために，特に第1部実験では，醒脳開竅法グループを規範手技量学Ⅰ組とし，伝統刺法グループをⅡ組とした。各組30例の治療前後（1カ月）における血流量変化を観察した。

②同様に醒脳開竅法を用いる場合，異なった規範量学手技によって有意差が生じるか否かについて，特に第2部実験では，醒脳開竅法規範量学手技と非規範量学手技の比較を行った。

［2］実験方法

①全血粘度：ＮＺ４型錐板式粘度計を使用し，25℃条件下で，2^{-1}　4^{-1}　10^{-1}　20^{-1}　40^{-1}　100^{-1}各剪断率下の粘度値を測定。

②血漿粘度：ＮＺ４型錐板式粘度計を使用。25℃条件下で，100^{-1}剪断率下の粘度値を測定。

③ヘマトクリット：ヘマトクリット容器中に抗凝血を置き，毎分3000回転の遠心分離器にて30分後に検出。

表6　醒脳開竅法と伝統刺針法の治療後の比較

区　分	症例数	全　血　粘　度						赤血球細胞電気泳動	血漿粘度	コレステロール	HDL-C	血小板電気泳動	ヘマトクリット値(%)
		2^{-1}	4^{-1}	10^{-1}	20^{-1}	40^{-1}	100^{-1}						
醒脳開竅法	30	9.81±0.318	7.307±0.284	5.477±0.207	5.061±0.171	4.709±0.148	4.486±0.109	7.754±0.409	1.482±0.03	203.5±4.54	55.4±2.07	9.79±2.05	42.5±0.71
伝統刺針法	30	12.15±1.01	9.249±0.709	7.126±0.48	6.212±0.37	5.54±0.279	4.88±0.125	8.04±0.123	1.49±0.023	211±6.6	53.1±1.86	9.91±0.29	45.2±0.74
t 値		2.19 *	2.53 *	3.15 **	2.81 **	4.05 **	2.45 *	0.67	0.23	0.98	0.81	0.29	3.24

注　＊両グループ間比較　P＜0.05
　　＊＊両グループ間比較　P＜0.01

表7　醒脳開竅法規範量学手法と非規範量学手法の刺針後の比較

区　分	症例数	全　血　粘　度						血漿粘度	赤血球細胞電気泳動	コレステロール	β-リポ蛋白	H/T
		2^{-1}	4^{-1}	10^{-1}	20^{-1}	40^{-1}	100^{-1}					
規範手法	10	9.77±0.57	8.04±0.48	6.01±0.39	5.08±0.32	4.57±0.19	4.32±0.19	1.09±0.04	7.42±0.68	168.9±6.04	53.7±2.05	0.32±0.018
非規範手法	10	10.57±0.61	8.128±0.41	6.41±0.3	5.78±0.34	5.30±0.22	4.97±0.17	1.53±0.17	11.40±0.16	197.7±14.8	47.7±3.7	0.0257±0.025
P 値		P＞0.05	P＞0.05	P＞0.05	P＜0.05	P＜0.01	P＜0.05	P＜0.01	P＜0.01	P＜0.01	P＜0.01	P＜0.01

④赤血球電気泳動：上海第一医学院提供の細胞電気泳動装置を使用し，25℃恒温，電圧40V条件下で，10個の赤血球泳動がそれぞれ125μmになるまでの時間を測定し，これを赤血球電気泳動時間とした。

⑤血小板電気泳動：上海第一医学院提供の細胞電気泳動装置を使用し，25℃恒温，電圧40V条件下で，血漿中10個の血小板泳動がそれぞれ125μmになるまでの時間を測定し，これを血小板電気泳動時間とした。

⑥コレステロール：Klungsoyr等の改良塩化第2鉄呈色法を採用。

⑦HDL：改良りんタングステン酸ナトリウム-塩化マグネシウム沈殿法を採用。

⑧H/T：HDLC/コレステロール

[3] 結果

①醒脳開竅法と伝統刺針法の治療後における全血粘度，ヘマトクリット値には著明な有意差が認められた。（表6）

②醒脳開竅法における規範量学手技と非規範量学手技の治療後の比較においては，全血粘度，血漿粘度，赤血球電気泳動，コレステロール，β－リポ蛋白，H／Tなど各項目に著明な有意差が認められた。$P<0.05$あるいは$P<0.01$。（表7）

4 醒脳開竅法の体外血栓に関する実験研究

67例脳血管障害回復期の患者に対する刺針前後における体外血栓形成検査を行ったところ，刺針治療後，体外血栓は乾性，湿性ともに著明に軽減した。治療前に行ったt値とでは$P<0.001$となり，非常に著明な有意差が認められた。これにより本刺針法は，脳血管障害回復期患者の血液流動状態を変化させることがわかる。

5 動物実験

［1］マウスによる常圧耐酸欠実験

体重24～26ｇの健康なマウスを雄雌各半数として，合計200匹選び，常圧耐酸欠実験を行った。随意に実験グループと対照グループに分ける。実験グループには別々に内関・人中穴（①組），風池穴（②組），湧泉穴（③組），足三里穴（④組）に刺針した。また非刺針対照グループは，それぞれ40匹を1組とした。実験グループには提挿捻転法をそれぞれの経穴に30秒間施した。刺針直後，ソーダライム5ｇ入りの125mlガラス容器中に二酸化炭素と水を発生させ，その中に1匹づつマウスを入れ，ワセリンを塗った栓で密閉した。対照グループには刺針せず，直接同様の容器中へ入れ，栓で密閉してからの死亡時間を記録した。以上の実験測定結果の平均値の差異，特徴を比較した。

実験結果：刺針内関・人中穴（①組）と風池穴（②組）の生存時間は20.7～21.3分。対照グループおよび刺針湧泉穴（③組），足三里（④組）の平均生存時間は16～19分。対照グループの平均生存時間は17分となった。①組と②組それぞれの生存時間を対照グループと比較すると，生存時間は25.3％および21.8％延長した。P値はともに$P<0.001$となり，非常に著明な有意差が認められた。これは内関，人中，風池穴への刺針が，マウスの常圧酸欠環境における生存時間延長を可能にし，その耐久力を増加することを示している。すなわち，酸欠環境における動物の生存能力を向上させることができる。この動物模擬実験は，醒脳開竅法に，人間の脳などの重要臓器に対するある種の血中酸素供給調整作用があり，あるいはこれら臓器の代謝を改善する作用があることを証明している。

［2］醒脳開竅法のラット実験に対する抗血栓形成の研究

30匹のラットを醒脳開竅グループ8匹，対照グループ22匹に分け，直流電流を用いてラットの総頸動脈を刺激して血栓を形成させる。電気刺激を経た後，醒脳開竅グループの皮膚温下降の波幅は対照グループに比較して小さかった。対照グループの15分間の皮膚温下降は0.709 ± 0.072となり，40分間には1.05 ± 0.110まで下降した。統計学処理ではP値<0.01となった。対照グループ電気刺激ラットの血管解剖の結果から，刺激20分後には，

左右の拍動は消失し，血管は紫暗色となり，血栓形成を肉眼で確認することができた。醒脳開竅グループには，電気刺激による血管壁変化がわずかに見られるだけで，血栓形成は非常に少なかった。以上の結果から醒脳開竅法は，血栓形成を抑制する作用をもつことがわかる。これは脳血管障害予防および脳血管障害前兆の治療に対して，実験根拠となるものである。

6 まとめ

　醒脳開竅法による脳血管障害治療は，臨床においてすでに17年間に達しており，その治効観察からその有効性が認められている。2959症例の入院患者の統計では，その治癒率は57.38％，総有効率は96.42％であった。

　醒脳開竅法は脳血管障害のさまざまな異なった病程変化と時期に適応するものであり，「竅閉神匿」を古典の中風病の重要な病機の一観点とすることから出発し，醒脳開竅，滋補肝腎を主とし，疏通経絡を補助的治療原則と定めたことは適切であった。さらに刺針部位，方向，深さ，治療の間隔等に対する量学的要求の継承と新創案は，臨床効果を高める決め手となるものである。

　臨床から基礎実験研究に至るまでのたびかさなる証明は，一連の綿密な科学的研究設計と調査計画により，多くの段階的系統的験証に注意がはらわれ，しだいに累積され順序立て進められた過程である。大量の臨床および実験から，本法には，鎮静，解痙，蘇生，脳血液供給および血液粘度の改善等の作用があることが証明された。

第7章
CT症例集

1. 胡○○，女，54歳

入院月日：1989年7月27日
退院月日：1989年10月6日
入院日数：71日

【入院状況】　［主　　訴］左片麻痺19日
　　　　　　　［現　　症］意識清明，精神状態は良好である，言語明瞭，左口角に軽度の下垂がある。誤口飲なし。左上肢完全麻痺。下肢不全麻痺。左内反足。経口摂取可。睡眠良好。排便は自立している。舌淡，苔白膩。脈沈細。
　　　　　　　［検　　査］深部反射：左側腱反射（＋）
　　　　　　　　　　　　　病的反射：左バビンスキー反射（＋），左ホフマン反射（±）
　　　　　　　［臨床検査］脳波：正常。
　　　　　　　　　　　　　脳血流図：両側椎骨動脈の血流波形低下，脳虚血。
　　　　　　　　　　　　　腹部エコー：肝，胆，脾，両側の腎臓に所見なし。
　　　　　　　　　　　　　ＣＴ：右大脳基底核にある血腫の吸収期
　　　　　　　　　　　　　検尿：白血球（＋3）
　　　　　　　　　　　　　再検査：2～3個の白血球が顕微鏡にて認められる。

【入院時診断】　中医：中風（中臓腑）
　　　　　　　西医：悪性高血圧，脳動脈硬化，脳出血

【治療経過】　醒脳開竅，滋補肝腎，疏通経絡を用いる。針治療を主とし，1日2回行う。

> 取穴：内関，人中，極泉，尺沢，合谷，
> 　　　委中，三陰交，風池，完骨，天柱

【退院状況】　意識清明，精神状態は良好である。言語明瞭，左上肢の内転，挙上可能，握力弱い。左下肢を床から40度の位置まであげることができる。杖による歩行可能。左足に軽度の下垂。食欲あり，睡眠正常。舌紅，苔薄白。脈沈細。

【退院時診断】　入院時診断に同じ

【治療効果】　臨床治癒

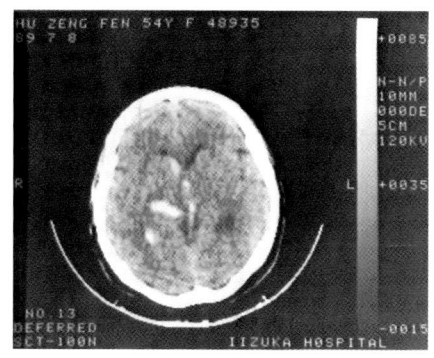

治療前（1989年7月8日） 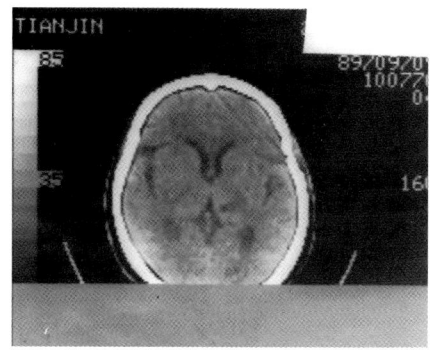　　　　治療後（1989年9月9日）

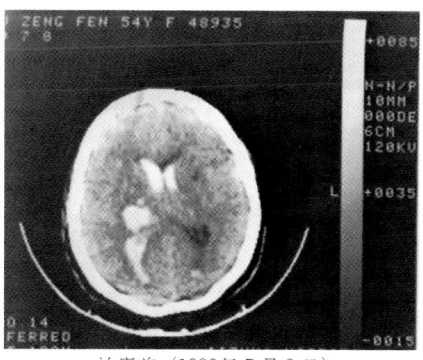

治療前（1989年7月8日） 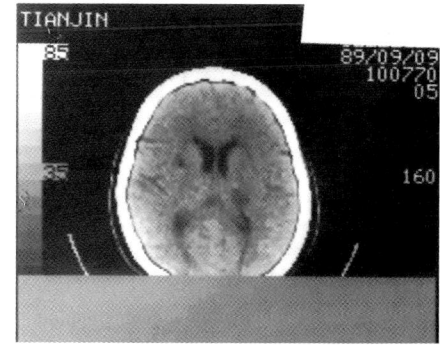　　　　治療後（1989年9月9日）

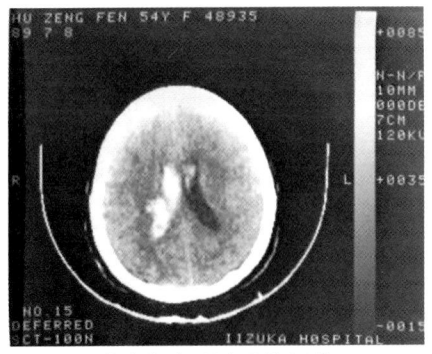

第7章 CT症例集

治療前（1989年7月8日）

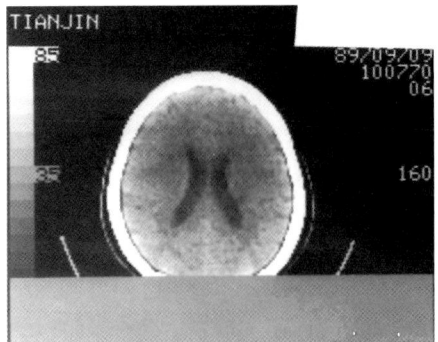

治療後（1989年9月9日）

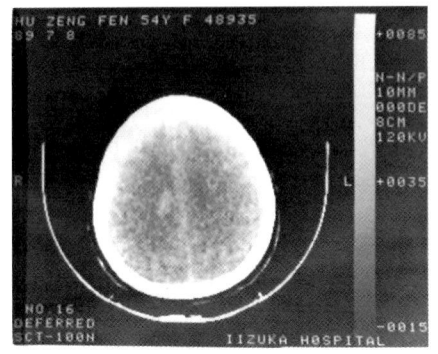

治療前（1989年7月8日）

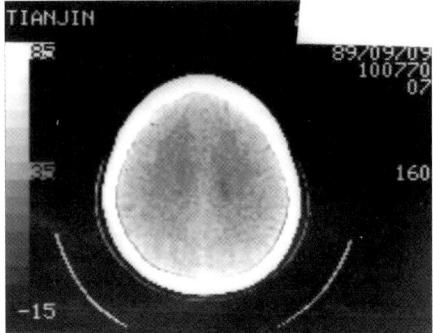

治療後（1989年9月9日）

2. 房○○, 男, 45歳

入院月日：1989年12月27日
退院月日：1990年3月16日
入院日数：80日

【入院状況】　［主　　訴］左片麻痺40日
　　　　　　　［現　　症］意識清明，精神状態良好，言語明瞭。頭痛，めまい，悪心，嘔吐等の症状なし。左片麻痺，左上肢は頭部の高さまで挙上させることができる。左手の握力がやや弱い。左下肢は70度あげることができる。足趾の運動も可能。食事量は少ない。睡眠は正常。排泄自立。舌紅，少苔。脈沈滑。
　　　　　　　［臨床検査］ＣＴ：①右大脳基底核に脳軟化巣
　　　　　　　　　　　　　　　　②脳萎縮
　　　　　　　　　　　　心電図：心筋虚血
　　　　　　　　　　　　腹部エコー：①慢性胆嚢炎
　　　　　　　　　　　　　　　　　　②肝臓肥大
　　　　　　　　　　　　心機能：軽度の虚血性変化
　　　　　　　　　　　　レントゲン：頸椎に骨棘形成
　　　　　　　　　　　　以上の臨床検査に対し，対症処理をしていく。

【入院時診断】　中医：中風(中経絡)
　　　　　　　　西医：脳出血

【治療経過】　醒脳開竅，滋補肝腎，疏通経絡を治療方針とする。

> 取穴：内関，人中，三陰交，極泉，尺沢，
> 　　　合谷，委中，風池，完骨，天柱

【退院状況】　意識清明，精神状態は良好である。左上下肢機能は回復。胸悶感，息がつまる症状も緩解した。血圧正常，飲食良好，睡眠正常，排泄は自立している。

【退院時診断】　入院に同じ
【治療効果】　治癒

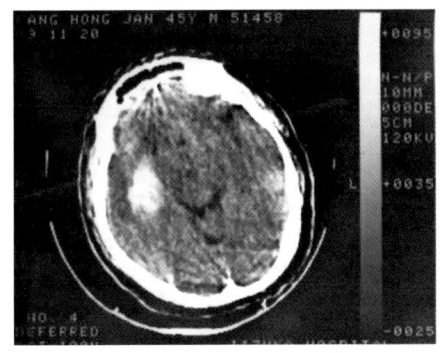

第7章 CT症例集

治療前（1989年11月20日） 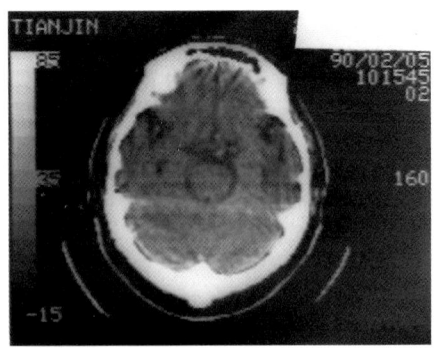　　　　治療後（1990年2月5日）

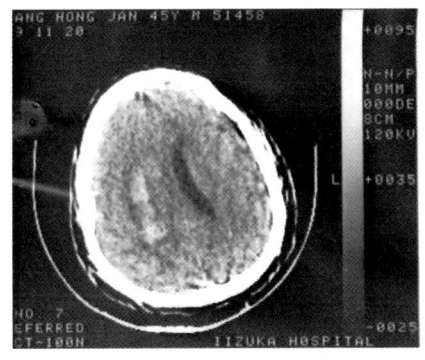

治療前（1989年11月20日） 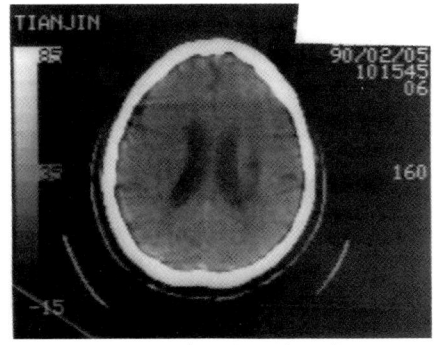　　　　治療後（1990年2月5日）

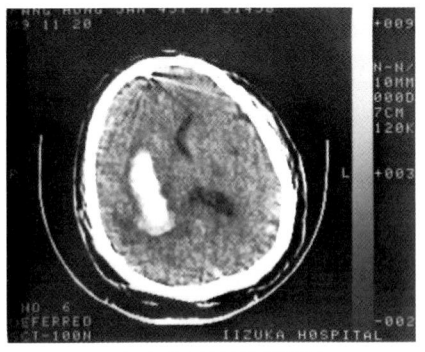

治療前（1989年11月20日） 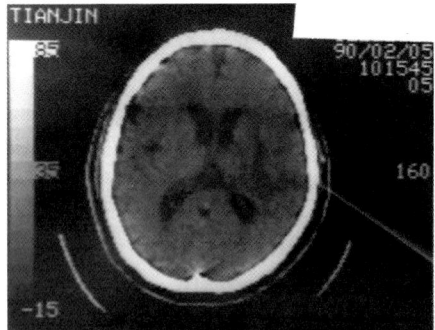　　　　治療後（1990年2月5日）

3．石○○，男，50歳

入院月日：1989年4月6日
退院月日：1989年7月25日
入院日数：111日

【入院状況】［主　　訴］左片麻痺9日

［現病歴］10余年の高血圧歴がある。1989年3月28日晩，精神の昂ぶりにより突然左半身の完全麻痺がおこる。頭痛，嘔吐を3回おこす。天津医学院附属医院の観察室にて診察を受ける。血圧160/100mm Hg，点滴(薬物名不祥)治療を受ける。3月3日CT撮影を行う。その結果右基底核の血腫が脳室に穿破していた。症状が緩解しないまま，当院に転送される。

［現　　症］神清，協調にかける，精神状態はあまりよくない。言語明瞭。右側の片頭痛がある。眼渋痛あり。項部強直，軽度の顔面神経麻痺がある。左完全片麻痺である。咳嗽，少痰。食事量は少なく1日50～100gである。排便は4～5日ない。舌紅，苔黄膩。脈沈滑。

［検　　査］両眼失明，意識清明，発語は流暢，軽度の左顔面神経麻痺がある。左の筋トーヌスが亢進。反射は亢進している。左バビンスキー反射(＋)，左半身表面知覚は低下している。

［臨床検査］胸部レントゲン：動脈硬化性心疾患，大動脈拡張，肺，横膈膜に所見なし。
　　　　　　心機能：心筋の損傷がみられる。
　　　　　　脳波：軽度の不正常。
　　　　　　心電図：心筋虚血
　　　　　　脳血流図：椎骨動脈の血流波形やや低下

【入院時診断】　中医：中風
　　　　　　　　西医：悪性高血圧，動脈硬化，脳出血

【治療経過】　針治療を主とし1日2回行う。醒脳開竅，滋補肝腎，疏通経絡の治療方針を用いる。
この他，中西薬，経絡疏通等の治療法を併用する。
　入院当初，脳内圧が亢進しており，病状が安定していなかったため，点滴と針灸を併用した治療方法を行った。1989年4月18日にいたり病状が基本的に安定したため，点滴治療を中止している。

```
取穴：内関，人中，極泉，尺沢，合谷，
　　　委中，三陰交，風池，完骨，天柱
```

【退院状況】　精神状態は良好，左上下肢の運動機能は完全に回復した。左手の巧緻動作も良好。時々円滑さに欠けることがある。両足の背屈力は均等，独立歩行でき，歩行状態は安定している。食欲正常，舌紅，苔白，脈弦。

【退院時診断】　入院時に同じ

【治療効果】　臨床治癒

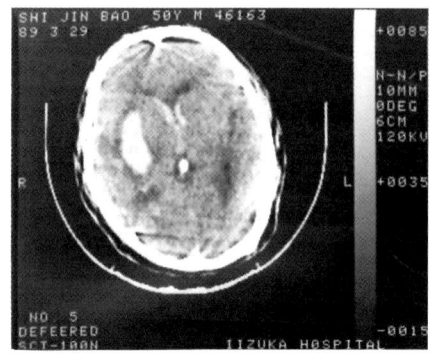

治療前（1989年3月29日） 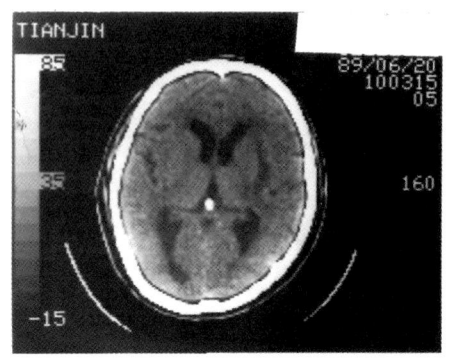　　　　治療後（1989年6月20日）

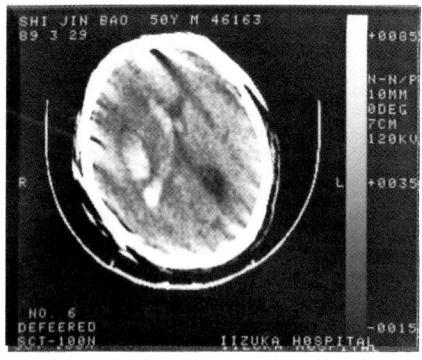

治療前（1989年3月29日） 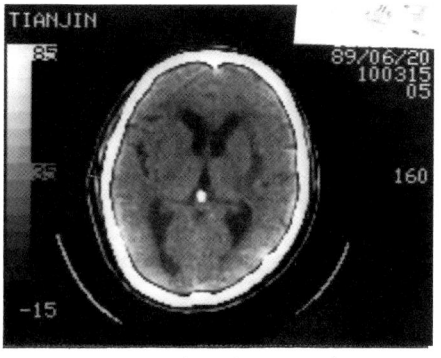　　　　治療後（1989年6月20日）

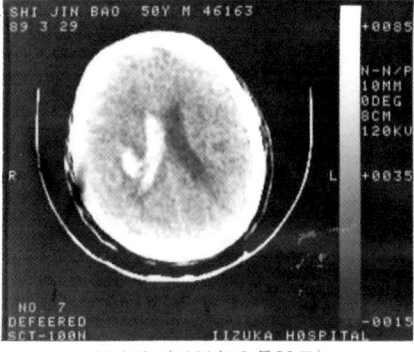

治療前（1989年3月29日） 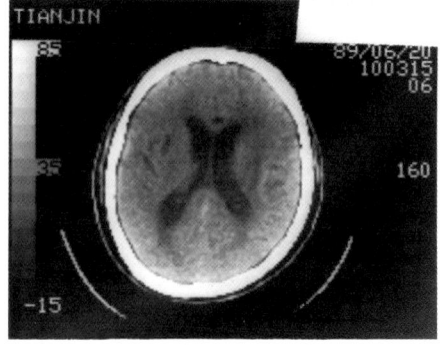　　　　治療後（1989年6月20日）

4. 欒○○, 女, 68歳

入院月日：1989年10月23日
退院月日：1990年1月5日
入院日数：74日

【入院状況】　［主　　訴］右半身のしびれ感，無力感，言語障害4日。

［現病歴］もとより高血圧がある。平素より家事で疲労し，1989年10月20日突然右上下肢のしびれ感，無力感があらわれる。

［現　　症］意識清明，精神状態は良好である。発語は流暢さに欠ける。右口角歪斜がある。右上下肢にしびれ，無力感。上肢は頭部の位置まであげることができる。右手の握力は弱い。右下肢は50度あげることができる。跛行あり。両膝関節痛。食欲良好，睡眠正常，排尿正常，排便4日間なし。

［検　　査］血圧130/80mm Hg。右上肢筋力IV，右下肢筋力III。筋トーヌス，筋容積正常，左上下肢筋力V。深部反射存在。病的反射，右バビンスキー反射（±），その他は検出されない。

［臨床検査］CT：右視床出血
レントゲン：胸部所見なし。頸椎に骨棘形成。
その他，検査所見に異常はみられない。

【入院時診断】　中医：中風（中臓腑－中経絡）
西医：高血圧，脳出血

【治療経過】　針治療を主として治療を行う。醒脳開竅を治療方針とする。1日2回行う。

> 取穴：内関，人中，極泉，尺沢，合谷，
> 　　　委中，三陰交，風池，完骨，天柱

【退院状況】　治療の結果，発語が明瞭になり，右上下肢体の運動が自由になった。手指の巧緻動作はやや劣る。下肢は80度まであげることができる。杖歩行可。舌紅，苔薄白。脈弦細。血圧140/80mm Hg。

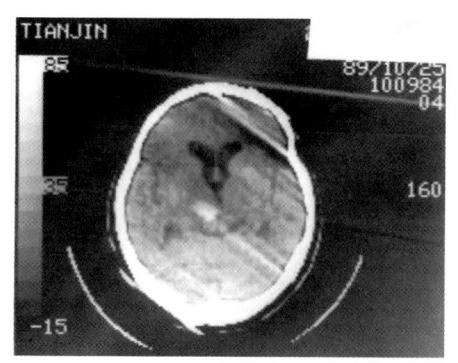

■第7章 CT症例集

治療前（1989年10月25日） 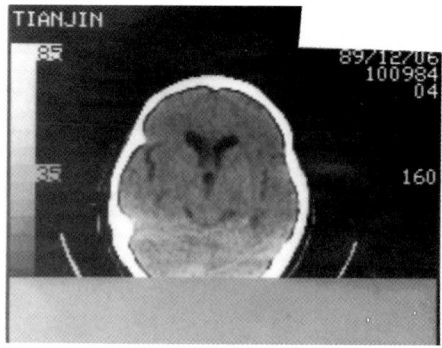　　　　　　　治療後（1989年12月6日）

5. 劉○○，男，57歳

入院月日：1989年12月23日
退院月日：1990年3月10日
入院日数：78日

【入院状況】　[主　　訴] 右片麻痺，言語不明瞭5日。

[現病歴] 7年前より高血圧で，血圧は160～180/110mm Hgの間を上下していた。1989年12月19日，朝起きると，右上下肢の運動障害，歩行不能，口角下垂，よだれを垂らす。めまい，悪心，嘔吐等の症状があらわれ当院の救急治療室を受診した。

血圧：130/90mm Hg。CT：左基底核脳梗塞

ここでは，安宮牛黄丸，中風丸および針灸治療を施した。病状が安定したのち，病棟へ送り，治療を継続した。

[現　　症] 意識清明，精神状態は良好。言葉ははっきりしていないが，簡単な会話はできる。右口角下垂，舌右方偏位。右上肢は完全麻痺である。右下肢は屈曲することはできるものの，挙上不可。足関節および足趾は動かすことができない。食事は1日250ｇ～300ｇ。排便は2日に1回。排尿正常。舌紅，苔黄膩。脈弦緩にして滑。

[臨床検査] 心電図：洞性徐脈。
　　　　　脳血流図：ほぼ正常。
　　　　　心機能：心臓のポンプ機能正常。
　　　　　脳波：正常。
　　　　　コレステロール：170mg／dl
　　　　　血糖：75mg／dl
　　　　　トリグリセライド：200.9mg／dl
　　　　　肝機能：正常

【入院時診断】　中医：中風（中経絡）
　　　　　　　西医：悪性高血圧，脳梗塞

【治療経過】　針治療を主とし，1日2回行う。醒脳開竅，滋補肝腎，疏通経絡を治療方針をする。同時に中成薬を併用し，治療効果を高めていく。

> 取穴：内関，人中，三陰交，極泉，
> 　　　尺沢，合谷，委中

【退院状況】　意識清明，精神状態良好。言語明瞭，会話することができる。右口角に軽度下垂がある。右上肢は頭部の位置まであげることができる。手指を少し屈曲させることができる。独立歩行可。食事可，睡眠正常，排泄は自立している。舌紅，苔白。脈弦滑にして緩。

【退院時診断】　入院時に同じ

【治療効果】　著効

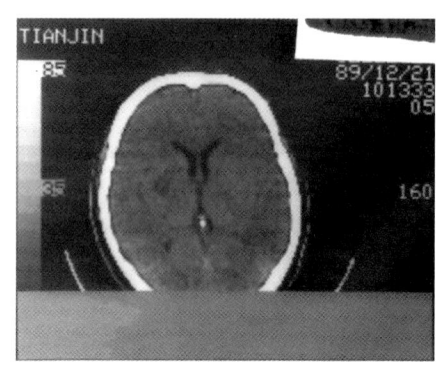

治療前（1989年12月21日） 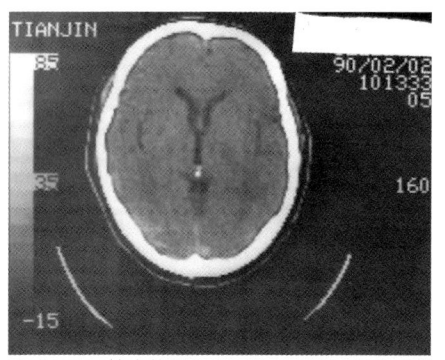　　　　　治療後（1990年2月2日）

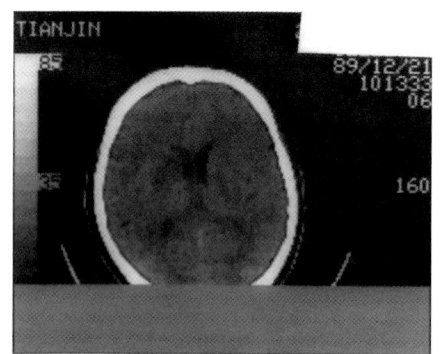

治療前（1989年12月21日） 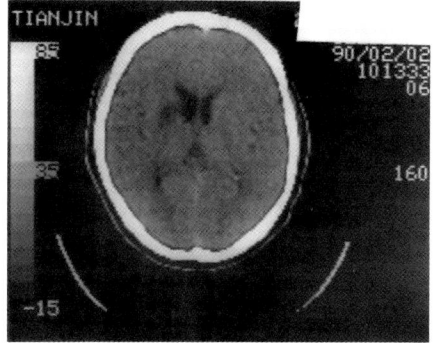　　　　　治療後（1990年2月2日）

6. 趙○○, 男, 68歳

入院月日：1990年3月1日
退院月日：1990年5月7日
入院日数：68日

【入院状況】　[主　　訴] 左片麻痺24日。

[現病歴] 10余年の高血圧歴があり，血圧は150～160/110～120mm Hg間を上下していた。2月4日午後，トイレへ向うとき突然左上肢の無力感があらわれた。左下肢では立つことができない。半身不随となる。口角歪斜がある。頭痛，めまい，昏迷等の症状はない。この後，すぐに某医院に搬送された。
CTにて右基底核出血が認められた。点滴治療を1ヵ月近く行ったが，上下肢の運動機能には改善がみられなかった。そのため当院へ入院となった。

[現　　症] 意識清明，精神状態は弱い。左片麻痺，上下肢ともに能動運動ができない。手の握力はない。食事，排泄は自立している。

[検　　査] 両瞳孔は同じ大きさ，対光反射は正常。左上肢の筋力0，下肢の筋力0。右側の筋力V。左側の筋トーヌスは低下している。病的反射は検出されない。
血圧：140/90mm Hg。

[臨床検査] 心電図：完全右脚ブロック。第1度房室ブロック。
胸部レントゲン：右肺上部に陳旧性の石灰沈着がある。動脈硬化性心疾患，大動脈拡張。

【入院時診断】　中医：中風(中経絡)
西医：悪性高血圧，脳出血

【治療経過】　針治療を主とする。醒脳開竅，滋補肝腎，疏通経絡を治療方針とする。
また経絡導平儀を併用し治療した。

> 取穴：内関，人中，極泉，
> 　　　尺沢，委中，三陰交

3月5日　血中コレステロール：121.57mg／dl
　　　　　トリグリセライド：82.2mg／dl
3月10日　血糖：250mg／dl，尿糖4＋
3月30日　脳血流図：両側椎骨動脈の血流波形低下
　　　　　脳波：中等度の異常。
4月12日　脳波：軽度の異常。
4月21日　血糖：97.6mg／dl
4月28日　尿糖2＋

| 第7章　CT症例集

【退院状況】　意識清明，精神状態良好。左片麻痺，筋トーヌス亢進。上肢運動不能，下肢杖歩行可能。
　　　　　　　筋力Ⅲ。

【退院時診断】　悪性高血圧，脳出血，糖尿病

【治療効果】　好転

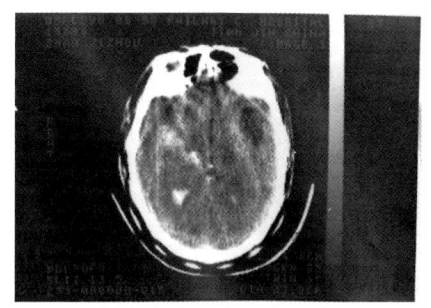

治療前（1990年2月5日） 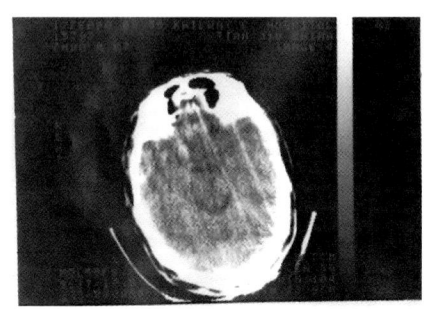　　　　　　　治療後（1990年2月17日）

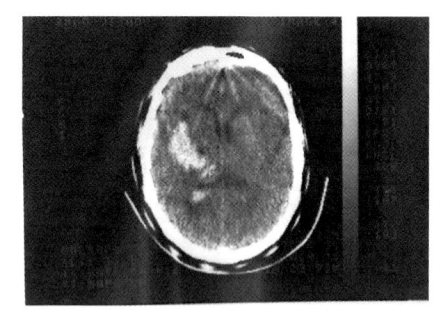

治療前（1990年2月5日） 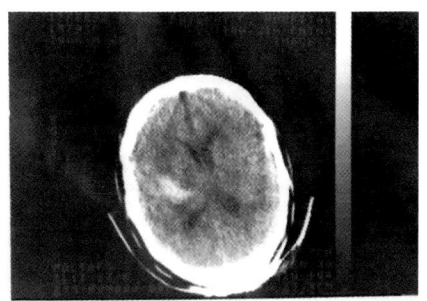　　　　　　　治療後（1990年2月17日）

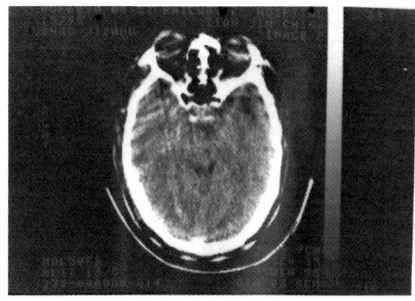

治療前（1990年2月5日） 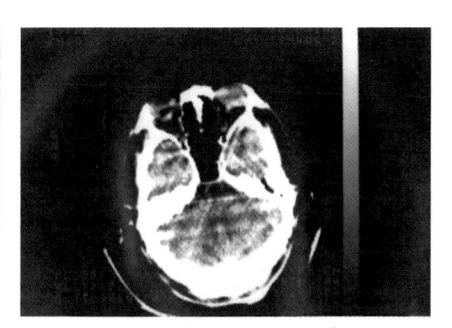　　　　　　　治療後（1990年2月17日）

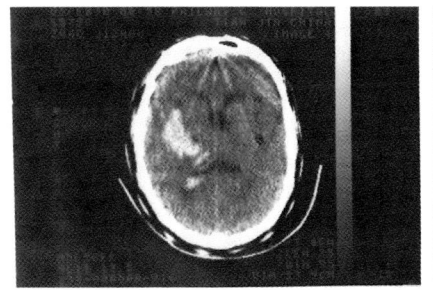

治療前（1990年2月5日） 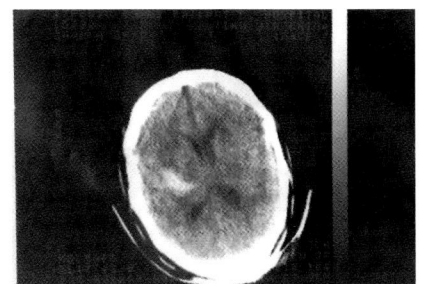　　　　　　　治療後（1990年2月17日）

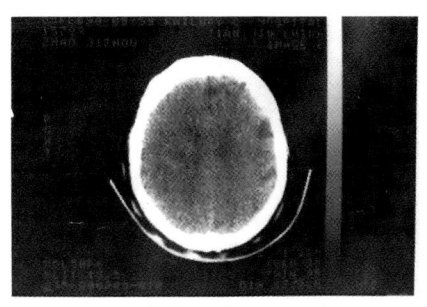

治療前（1990年2月5日） 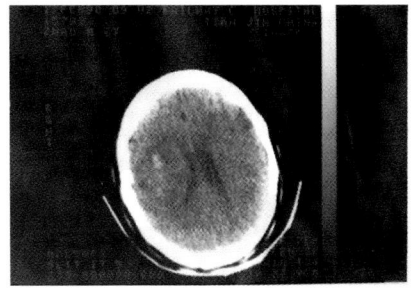　　　　　　　治療後（1990年2月17日）

付録 1

■ 提挿補瀉手技

補法

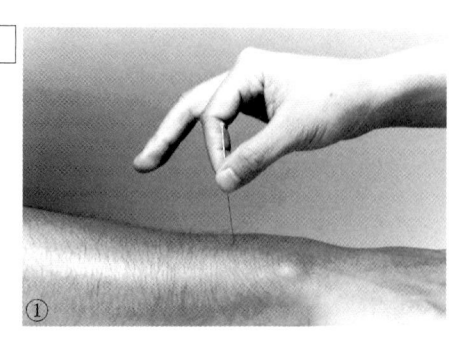

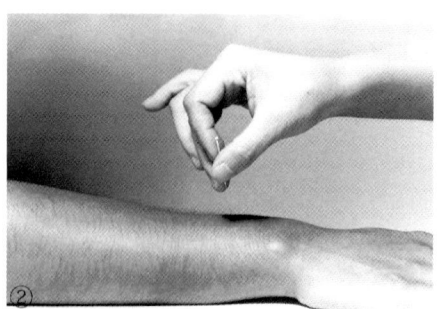

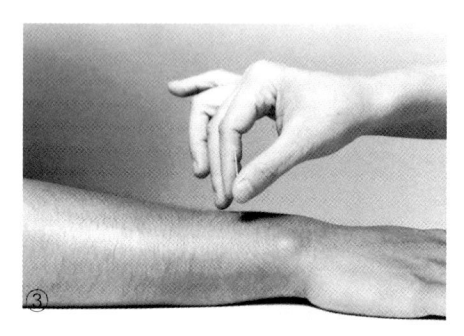

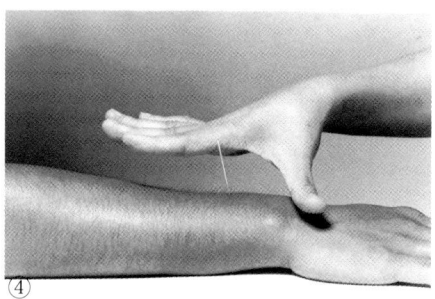

① ② ③ ④

瀉法

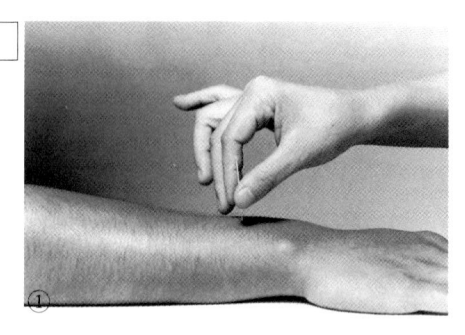

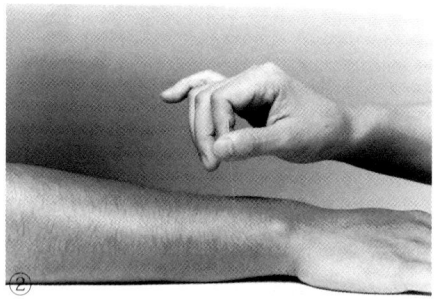

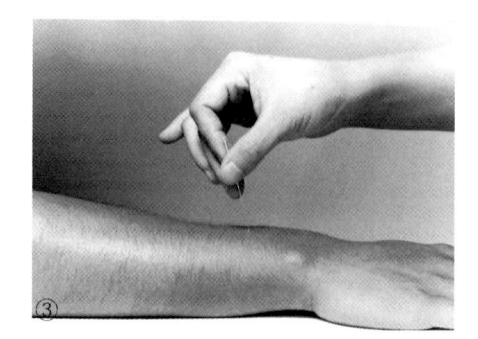

① ② ③

■捻転補瀉手技

補法

① ② ③ ④

瀉法

① ② ③ ④

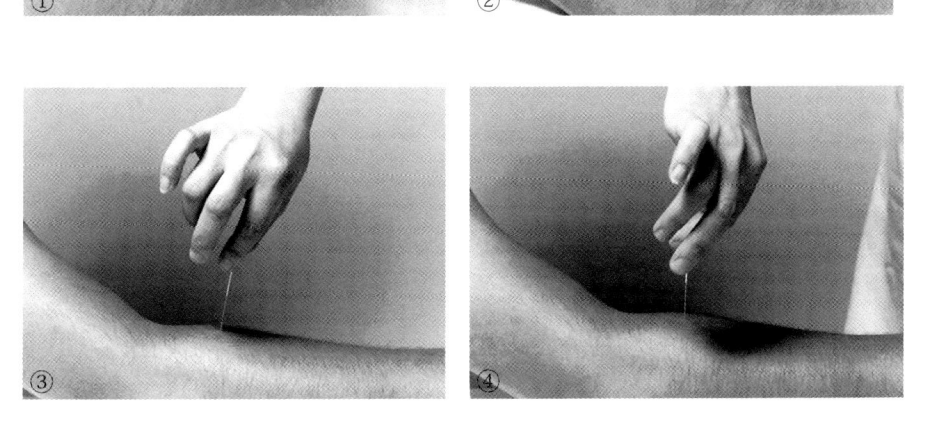

109

付録1　基本補瀉手技

■ 提挿補瀉法

　提挿法とは，針を一定の深さに刺入した後，上下に針を動かす動作のことである。上に動かす動作を「提」といい，下に動かす動作を「挿」という。

　提挿補瀉は単式補瀉手技の1つである。補瀉手技としての提挿動作のポイントは，針体を経穴の浅層から深層にすばやく挿入する動作を主とするのか，経穴の深層から浅層にすばやく引きあげる動作を主とするのかにある。両者のあいだには区別があり，これにより補虚または瀉実をはかる。具体的な操作は，次のとおりである。

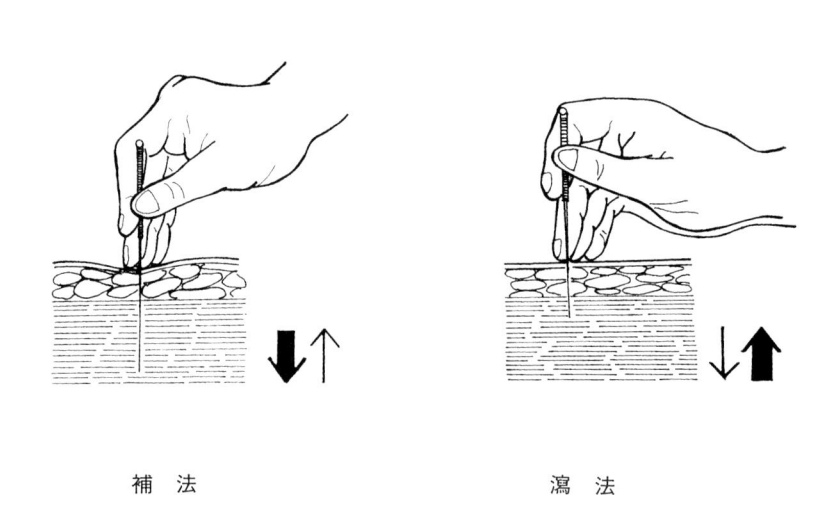

　　　　　補　法　　　　　　　　　　　瀉　法

［1］補法

　提挿補法の動作は「急挿慢提」といわれている。これは浅層から深層に針体を挿入するときに，力をいれてすばやく刺入し，深層から浅層に針体を引きあげるときに，軽い力でゆっくりと引きあげることである。

［2］瀉法

　提挿瀉法の動作は「急提慢挿」といわれている。これは深層から浅層に針体を引きあげるときに，力をいれてすばやく引きあげ，浅層から深層に針体を挿入するときに，軽い力でゆっくりと刺入することである。

2 ── 捻転補瀉手技

　刺針法は針灸治療学の中の重要な一部門であり，臨床効果に直接かかわってくるものである。この刺針法を把握するためには，刺針の方向，刺入の深さ，具体的な手技の選択，置針時間など，あらゆる角度から検討する必要がある。ここでは，捻転補瀉手技について，私たちが行った臨床応用および経験について紹介する。

[1] 捻転補瀉手技の定義

◇古医書にみられる捻転補瀉手技

　『霊枢』経脈第十篇には，「盛んなれば之を瀉し，虚するは之を補し，……不虚不盛なるは，経を以て之を取る」という記載があるが，これは補瀉法の重要性とその具体的な要求について述べたものである。

　捻転補瀉法については，『難経』七十八難，『標幽賦』，『針灸大成』，『針灸問対』などに多くの記載がある。

◇近代における捻転補瀉手技

　近代では，次の2つに定義している。

| 1 | 母指を前に動かすと補
母指を後に動かすと瀉 |

| 2 | 捻転角度を小さく，軽い力で行えば補
捻転角度を大きく，重い力で行えば瀉 |

　これは，現在でも比較的具体性のある定義であり，この方法で一定の効果をあげている。しかし実際に応用してみると，かなりあいまいさを伴うことがわかる。

　1の疑問点：施術者と患者との位置関係，術者は右手を使うのか，またその場合，左手で刺入するとすればどうなるのか，あるいは両手で同時に行う時はどうするのかなどが不明である。

　2の疑問点：捻転角度の大小，力の強弱に基準がない。

　針灸施術者はこうした点をあいまいにしたまま針を操作しているのが実状である。

　そこで私たちは実験をとおして証明しえた結果を次に紹介する。

①母指の動く方向がポイント

　まず，「母指を前に動かせば補，後ろに動かせば瀉」という定義であるが，この場合は患者の体位が基準となる。

　母指の方向とは，捻転を始める時の母指の動く方向を指示していると考えられる。

付録1　基本補瀉手技

右側　　　　　　　　　　　　　左側

逆時計廻り（補）　　時計廻り（補）　　時計廻り（補）　　逆時計廻り（補）

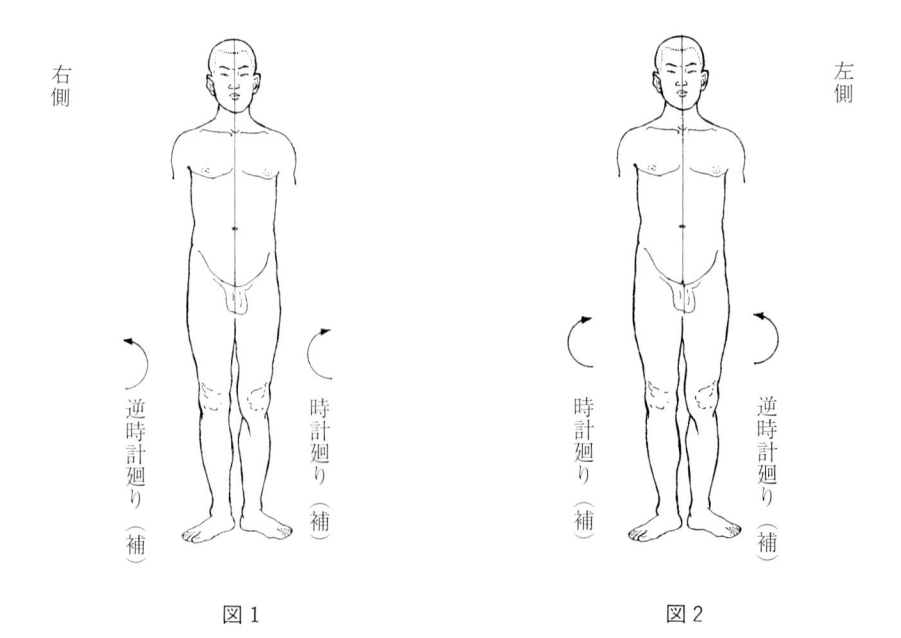

図1　　　　　　　　　　　　　図2

補　法　　求心性の捻転

十二経脈については，任脈と督脈を正中線として，捻転時に加える力が求心性であれば，これを補と考える。つまり，左半身では時計廻りに力を加え，右半身では逆時計廻りに力を加えて操作すると補になる。（図1）

瀉　法　　遠心性の捻転

作用力の方向が遠心性であれば瀉法になる。つまり補法とは反対に左半身では逆時計廻りに，右半身では時計廻りに力を加えると瀉になる。（図2）

操作方向はまず捻るときに力を加え，次に戻すときは自然に戻るようにする。これを連続させれば捻転補瀉法となる。

任脈と督脈上の経穴については，迎随補瀉，呼吸補瀉，提挿補瀉，あるいはこれらの複合手技がよく用いられる。捻転補瀉手技を行うと，基本的には平補平瀉の作用が起こると考えている。

②捻転角度と作用力の強さ

補の作用を得るには，捻転角度を小さくして捻転回数を多くすればよい。また瀉の作用を得るには，捻転角度を大きくして捻転回数を少なくすればよい。

実験を通じてこれを数値化すると，次表のとき最もよい効果が得られることが証明された。

■最大効果を生む補瀉手技のメルクマール■

捻転角度　90°　＋　捻転回数　120回以上／分　……　補の作用

捻転角度　180°　＋　捻転回数　50〜60回／分　……　瀉の作用

［2］捻転補瀉手技の量学的観点：4大要素

　臨床上，手技を行う上では，補法を行うにしろ瀉法を行うにしろ，何分間手技を持続すればよいのか，また1回の施術で得られる効果は何時間持続するのか，といった問題が重要なテーマになってくる。しかしこの点は古医書にもはっきりとは述べられていない。針灸学が自然科学の一分野であるためには，明確で科学的な量学的観点がぜひとも必要である。そこで私たちは臨床実験と動物実験を通して，捻転補瀉手技の量学的要素として，次の4大要素を考慮した。

①捻転法による補瀉と作用力の方向との関係

　操作時に加える力の方向は，補瀉を決定する重要な要素の1つである。この点については前述したので，ここでの説明は省略する。

②捻転法による補瀉と作用力の強さ（大小）との関係

[補法]　手指でそっと軽く捻り，その後，力をゆるめて針が自然にもとに戻るようにして，リズミカルな捻転になるよう心がける。このようにすると経気をゆっくり刺激するという効果が得られる。
- ●例●虚血性の頭痛やめまいに対して，風池穴に補法を用いた場合──この操作を行っていると，脳血管の虚血状態がしだいに改善していくことが，脳血流計から観察できた。また，症状も同時に緩解した。

[瀉法]　手指，手，腕を協調させて行う。この場合は加わる力がかなり大きいので，経気はすばやく刺激され，「気を病所に至らせる」という目的を果たすことができる。
- ●例●胆石の患者に対して陽陵泉と日月を取穴した場合──この2穴に瀉法を施すと，短時間に胆嚢の収縮が強まり，さらにオッディ括約筋がゆるみ，排石作用が起こることが確認された。

③捻転補瀉手技の操作時間

　操作時間は治療効果と非常に密接な関連性をもっている。これは手技量学の核心ともいえる問題である。最適な操作時間は，古代には「一穴につき一呼吸あるいは二呼吸」という記載が『甲乙経』にあるが，このような定義を根拠にして治療を行うには，かなりの無理がある。

私たちが実験を通して得た結論としては、捻転補瀉手技の最適パラメーターは、1穴についての操作時間1～3分間である。

> 最適な操作時間は1～3分間

●例●無脈症には太淵、人迎穴を取穴、ともに手技を1分間施すと効果は最もよく、脳の血液供給状態の改善に風池穴などを取るときには、手技を3分間施すと効果が最もよかった。

このように、証あるいは疾患ごとにその操作時間の基準が定まってこそ、針灸の臨床研究レベルを向上させることができるものと、私たちは考えている。

④捻転補瀉手技を行った後の治療作用の持続時間

臨床上、一般的には1日1回、あるいは隔日、あるいは1週間に1回の治療が行われているが、これらの治療間隔は往々にして習慣上そうしているだけであって、何らの科学的裏付けもないのが実状である。

私たちは10年の臨床観察を通じて、1回の刺針治療の及ぼす作用には一定の持続性があること、また、それは疾患の種類によって異なることを証明することができた。これは刺針治療における有効作用の蓄積時間を研究する上で、また、針の治療効果の法則性を解明する上で重要な意義をもつものである。

●例●人迎穴を使って脳血管障害（中風）を治療すると、1回の治療で作用が持続する最高パラメーターは6時間である。治療開始後20分で脳の血流量に明らかな改善がみられ、6時間その状態が続いた後、供血量は減退しはじめる。したがって、この疾患に対して、6時間に1回の治療が適切だということができる。

●例●気管支喘息の治療では、捻転補瀉法を1～3分間行うと、肺の喘鳴音がしだいに消失し、症状が緩解する。そして、その作用は3～4時間持続する。したがって3～4時間ごとに治療することによって有効な蓄積作用を期待することができる。

［3］捻転補瀉手技の臨床実験研究

①椎骨・脳底動脈供血不足

症　状：脳動脈硬化が脳底動脈に影響して起こるあらゆる症候群、あるいは頸骨の増殖により椎骨動脈が圧迫されて起こる供血不足。

症例数：54例

取　穴：風池、天柱、完骨

手　技：捻転補法、各3分間

治　療：1日2回

経　過：脳血流図が治療前に比べてかなりよくなり、これに伴い患者の自覚症状にも改善がみられた。

②無脈症

症例数：15例

取　穴：人迎，太淵，（下肢の無脈症には気衝，衝陽を加える）

手　技：捻転補法，各1分間

治　療：1日2回

経　過：治療開始後，ただちに寸口脈を触知できるようになったが，持続しなかった。3～5日の治療で脈拍が触知できるようになり，患肢の血圧は正常レベルに接近。また，自覚症状は上の変化に応じて好転した。

考　察：半数の患者に対して刺針前後に血流の測定を行ったところ，治療後，血流波は著明に増幅。患肢への供血状態が改善していることが判明した。

③気管支喘息

取　穴：大椎，大杼，風門，肺兪，心兪，膈兪

手　技：捻転補法，基本的には各経穴に1分間

経　過：聴診により肺中の水泡性ラ音がしだいに消失することが確認できた。運針を続け水泡性ラ音が完全に消失するのに要した時間は，最長で3分間であった。

考　察：刺針手技は小気管支の平滑筋痙攣に対し，良好な効果があることがわかる。

④冠性心疾患（狭心痛）

症例数：20例

取　穴：内関，郄門，心兪，膈兪，膻中

手　技：捻転補法，各2分間

実　験：臨床研究として2例に対して，それぞれ捻転補法と捻転瀉法を行った。
　　　　①捻転補法のとき：心電図のS－T段階が若干上昇，またS波の幅がかなり増加した。
　　　　②捻転瀉法のとき：S－T段階が下降，しかしT波にはほとんど変化がみられなかった。

経　過：20例の患者の自覚症状は著明に改善，心電図にも改善がみられた

考　察：S－T段階およびT波は，冠状動脈の供血状態と心臓の酸素消費状態を反映する指標である。したがって以上の結果は，冠性心疾患の治療に対して補法を用いる基礎を提供するものである。

⑤胆石症

取　穴：太衝，陽陵泉，日月

手　技：捻転瀉法，各1分間

結　果：施術中，右上腹部にひきつる感じが起こる。とりわけ泥砂状結石の場合には，排石効果は著明である。

　　　　また特定の患者に対し，刺針治療の前後に胆嚢造影を行い観察したところ，

施術中に胆嚢の収縮が確認された。さらに手技を続行していると，胆嚢体部にあった円形の結石が胆嚢頸部に移動するのが確認された。

⑥頑固な便秘

取　穴：豊隆，左側の水道と帰来
手　技：捻転瀉法，各1分間手技を施した後，30分間置針
治　療：1日2回
結　果：有効率95.6％
刺針後，排便が起こるまでに要した時間
　　　最も短い者：20分
　　　最も長い者：3時間
　　　ほとんどの者：1時間前後

原題：捻転補瀉手法的臨床応用及其「量学」概念
研究参加者：石学敏／張存生／劉白雪／周継曽／王崇秀
韓景献／卞金玲／馬春艶／張慧勇

付録2　醒脳開竅法に用いる経穴と刺針技術

■主穴（発症3カ月以内）■

経穴	治療側	肢位	刺針方向	刺針深度	手技	刺激量の目安	作用
内関	両側	仰臥位	直刺	1～1.5寸	捻転瀉法と提挿瀉法の組合わせ	得気を指の末梢に放散させる	心からの〈醒脳開竅〉
人中		仰臥位	頭方向に向けて45度斜刺	0.3～0.5寸	針を1回転させ、組織を針にからませて雀啄	涙が出るか、目がうるむまで。その後、直ちに抜針	脳からの〈醒脳開竅〉
三陰交	患側	仰臥位	アキレス腱方向に向け、45度斜刺	1～1.5寸	提挿補法。ただし事実上、響かせればよい	患側下肢を3回躍動させ、抜針	〈滋補肝腎〉

■副穴■

経穴	治療側	肢位	刺針方向	刺針深度	手技	刺激量の目安	作用
極泉	患側	仰臥位。肩90度外転、肘45度屈曲	やや下方に向けて直刺	0.8～1.5寸	提挿瀉法（定位置より下方1寸取穴）	患側上肢を3回躍動させて抜針	上肢運動麻痺が強いとき、主穴と併用〈疏通経絡〉
委中	患側	仰臥位。膝をやや曲げ脚挙上45度	やや外側に向けて直刺	1～1.5寸	提挿瀉法	患側下肢を3回躍動させて抜針	下肢運動麻痺が強いとき、主穴と併用〈疏通経絡〉
尺沢	患側	仰臥位。肘は120度の内角	直刺または前腕方向に向け、45度で斜刺	0.5～1寸	提挿瀉法	前腕および上肢全体を3回躍動後、抜針	上肢運動麻痺が強いとき、主穴と併用〈疏通経絡〉

付録2　醒脳開竅法に用いる経穴と刺針技術

| 合谷① | 患側 | 仰臥位 手を立てておいて刺針 | ①母指へ針響：母指方向へ直刺 ②2,3指へ針響：三間方向へ水平刺 ③4,5指へ針響：後谿方向へ水平刺 | 0.5〜1寸 | 提插瀉法 鶏爪法 | 1分間手技を行い，拘縮した指が伸びてきた後，さらに術者の手で指を伸ばす 10分間置針 | 手が十分に開かないとき 〈疏筋利節〉 〈疏通経絡〉 |

■運動麻痺の補助穴■

経穴	治療側	肢位	刺針方向	刺針深度	手技	刺激量の目安	作用
陽陵泉	患側	仰臥位	直刺（やや足に向けて）	1.5寸	捻転瀉法		〈疏通経絡〉
解谿	患側	仰臥位	直刺	0.3〜0.5寸	捻転瀉法	1分間手技を持続後5〜20分間置針	内反尖足，下垂足 治則：醒脳，経脈を通じる，陰陽二蹻の平衡を図る
丘墟	患側	仰臥位	丘墟から照海の皮下まで	3〜4寸	透刺，捻転瀉法		
臂中	患側	仰臥位	末梢方向に3方向水平刺	1〜1.5寸	鶏爪法，提插法	置針しない	〈疏筋利節〉
中渚	患側	仰臥位	直刺	0.5〜1寸	提插法	置針	
八邪 八風	患側	仰臥位	直刺	0.3〜0.5寸	捻転補瀉法	5分間置針	注：痙性が強いときは瀉法，弛緩時は補法
曲池	患側	仰臥位	母指方向に45度斜刺または直刺	2寸針を使用	提插瀉法	置針しない。または5分置針	
陽谿 陽池 腕骨	患側	仰臥位	直刺	0.5寸	捻転瀉法	5〜10分置針	下垂手に対して

■慢性期■

経 穴	治療側	肢 位	刺針方向	刺針深度	手 技	刺激量の目安	作 用
風池① 天 柱 完 骨	両側	座位で頸を やや前屈	直刺	1～1.5寸	両側同時に捻転補法	1分間手技を持続，その後5～10分置針	〈補益脳髄〉
上 星		座位ないし 仰臥位	上星から百会への透刺	3～3.5寸	捻転補法	1分間手技の後，置針5～10分	〈醒神清竅〉
印 堂		座位	鼻方向に45度斜刺	0.3～0.5分	360度捻った後，雀啄瀉法	涙が出るか，眼がうるむまで。後に置針5～10分間	人中の代わりに使用 〈醒神清竅〉
四神聡		仰臥位	直刺	0.2～0.3分		置針5～20分	

■言語障害，燕下障害■

経 穴	治療側	肢 位	刺針方向	刺針深度	手 技	刺激量の目安	作 用
金 津 玉 液	両側静脈	仰臥位 舌を出させ反らせる	直刺	点刺または直刺	三稜針にて舌下静脈を刺絡 提挿瀉法	1～2cc出血	言語障害 舌筋を利する
通 里	両側	座位or 仰臥位	直刺	0.5～1寸	捻転瀉法	得気。場合によっては5～10分置針	心竅を通す 〈調神開竅〉 舌本を利する
風池② 翳 風 完 骨	両側	座位で頸を やや前屈	咽頭隆起に向けて刺入	2～2.5寸	両側同時に捻転補法	1～3分間手技を持続	嚥下障害時 〈利咽通痺〉

付録2　醒脳開竅法に用いる経穴と刺針技術

■失明（脳，腎の消耗で出現する）■

経穴	治療側	肢位	刺針方向	刺針深度	手技	刺激量の目安	作用
風池③	両側	座位で頸をやや前屈	対側の目に向けて	1.5～2寸	①両側同時に捻転補法 ②母指で指圧	①1～3分間 ②指圧では3分間実施	〈益髄塡精〉〈清頭明目〉目系を充分に栄養させる（指圧の方が効果的）

■肩関節痛■

経穴	治療側	肢位	刺針方向	刺針深度	手技	刺激量の目安	作用
肩髃 肩内陵 肩外陵	患側	座位または仰臥位	肩髃は直刺その他は肘方向に斜刺	1～1.5寸	提插瀉法	置針5～10分間	〈疏筋通痺〉（局所の経脈を利する）
痛点	患側	座位または仰臥位	直刺	1～1.5寸	①阻力針法 ②刺絡・吸玉	①疼痛軽減まで ②出血3～5cc	〈去瘀活血〉〈通痺止痛〉

■中枢性顔面麻痺■

経穴	治療側	肢位	刺針方向	刺針深度	手技	刺激量の目安	作用
合谷②	健側	仰臥位	直刺	0.5～1寸	捻転瀉法	置針5～10分間	健側を用いることに注意
太陽	患側	仰臥位	頬車，迎香，地倉へ水平刺	3～3.5寸	提插瀉法	置針5～10分間	〈疏調経筋〉
下関	患側	仰臥位	直刺	1～1.5寸	捻転瀉法	1分間手技後置針5～10分間	〈疏調経筋〉
地倉	患側	仰臥位	頬車へ透刺	3～3.5寸	提插瀉法	置針5～10分間	〈疏調経筋〉
風池①	風池①の方法と同様に実施						〈益髄充脳〉〈疏調経筋〉

■便秘■

経 穴	治療側	肢 位	刺針方向	刺針深度	手 技	刺激量の目安	作 用
豊 隆	両側	仰臥位	直刺	1.5～2寸	捻転瀉法	1分間手技	〈啓閉通腑〉〈寛腸下気〉
水道帰来	左側	仰臥位	32号針で直刺	3寸	提插呼吸瀉法または捻転瀉法	手技1分間。20分間置針，置針中5分おきに運針	
左外水道（水道外方2寸）と左外帰来（帰来外方2寸）にも同様に刺針							

■尿貯溜（癃閉）■

経 穴	治療側	肢 位	刺針方向	刺針深度	手 技	刺激量の目安	作 用
中 極		仰臥位	直刺	2～2.5寸	提插瀉法	麻感を会陰に到達させる	〈醒神〉膀胱の気を利す
内関・人中にも規定の手技を加える							

■尿失禁（小便点滴）■

経 穴	治療側	肢 位	刺針方向	刺針深度	手 技	刺激量の目安	作 用
太 谿		仰臥位	直刺	1寸	捻転補法	手技1分間	〈醒神〉〈温腎固渋〉
曲 骨		仰臥位	直刺	2～2.5寸	提插補法	麻感を前陰に到達させる	
内関・人中（慢性時は人中の代わりに印堂を使用）にも規定の手技を加える。 上星にも規定の手技を加える。							

付録2　醒脳開竅法に用いる経穴と刺針技術

■難聴（腎虚がベースにある者の脳卒中は難聴になる）■

経穴	治療側	肢位	刺針方向	刺針深度	手技	刺激量の目安	作用
耳門 聴宮 聴会	両側	口を開けて取穴	直刺	1～1.5寸	捻転補法	手技1分間	〈開竅聴耳〉
風池	風池①と同様の手技を加える。						

■褥瘡■

経穴	治療側	肢位	刺針方向	刺針深度	手技	刺激量の目安	作用
阿是穴	局所	座位または仰臥位	囲刺	0.5寸	患部を囲むように多針浅刺で平補平瀉。その後に毎回10～15分間程度，施灸。		〈益気活血〉〈去腐生新〉

● ──奇穴・新穴の位置

八邪：手背部，中手骨頭遠位部の間。左右各4穴ある。

八風：足背部，中足骨頭遠位部の間。左右各4穴ある。

臂中：前腕前側部。手首から肘窩横紋を12寸とした時，その中央。郄門の1寸上方に位置する。

肩内陵：別名は肩前。肩髃と肩部全面の腋窩横紋の先端を結ぶ線の中点。

肩外陵：別名は肩後。肩髃と肩部後面の腋窩横紋の先端を結ぶ線の中点。

● ──特殊取穴法

陽陵泉：腓骨頭と脛骨の外側顆を結び，これを一辺としてできる正三角形の頂点。

極泉：本法では，教科書の極泉穴の位置から，末梢に1寸下方に取穴する。

四神聡：百会から前後左右1寸離れた4箇所の穴。

尺沢：肘窩横紋の中央の上腕二頭筋腱の外側縁から外方0.5寸。

臨床指導：王崇秀助教授（天津中医学院第1附属医院）

整理：似田　敦（学校法人・後藤学園）

あとがき

　脳血管障害に対する針灸治療に初めてのシステム化がなされた。それが本書にて紹介した「醒脳開竅法」である。この治療法は、脳血管障害に対する積極的治療法であり、発症直後からこの治療法を採用すると、死亡率の低下、ＡＤＬの向上、合併症の治療等に有効である。また、慢性期の治療にも応用することができる。この画期的な治療法は、1987年11月に北京で開催された世界針灸連合学会で初めて発表され、多数の参加国の代表から特に注目をあび高い評価が与えられた。とかく脳血管障害に対する針灸治療は、後遺症期の症状改善に適しているとされてきたが、本治療法の開発により針灸治療は、脳血管障害治療の最前線に登場することとなった。

　「醒脳開竅法」は、その治療におけるシステム化がはかられたことにより、多くの針灸師が実践できるものとなっている。開発者の石学敏教授がいつも言われていることであるが、針灸においてはその治療効果に再現性をもたせることが必要である。それはまた臨床サイドにおける針灸の科学化につながるものである。本治療法は、約3000症例にわたってその治療効果の再現性を実証している。

　ところで、この治療システムのなかには、手技も含まれている。針灸においては正確な証の決定（診断）とそれにもとづく処方の決定が重要であるが、さらに治療効果を決定づける重要な要素として手技の問題がある。ここでは付録1として「基本補瀉手技」を紹介しておいた。この基本補瀉手技は、どの疾患の治療にも応用することができる。

　また付録2として「醒脳開竅法に用いる経穴と刺針技術」を紹介しておいた。これは天津中医学院第1附属医院の王崇秀助教授が、医療法人財団仁医会牧田総合病院で行った「醒脳開竅法」の技術指導内容を、学校法人後藤学園講師である似田敦氏が整理したものである。多くの臨床的ノウハウが、この付録ではうまく整理されているので、実際の臨床に活用していただきたい。

　針灸療法は現代医学、リハビリテーション医学等との連携により、今後いっそう重要な医療的役割を担うものと思われる。とくにここで紹介した「醒脳開竅法」は、これらの分野との協力が必要であり、そうすることによりＱＯＬのいっそうの拡大が可能となり、本治療法もその真価を発揮することができるのである。多くの針灸師がここで紹介した補瀉手技に熟練し、この治療システムを活用されんことを心より期待する。

学校法人後藤学園中医学研究室長　　兵頭　明

石学敏教授略歴
せきがくびん

1937年　生まれ

1962年　中医学院大学卒業

1965年　大学院卒業

1968年から4年間，アルジェリアにて医療活動に従事。

　　　　この30年来，カナダ，ドイツ，イタリア，フランス，ミャンマー，ブルガリア等，数十カ国で数十回にわたり教育講演を行い，各国との共同研究にもたずさわっている。

1980年　天津中医学院第1附属医院副院長に就任

1985年　同医院院長に就任，併せて大学院博士課程の指導教授となる。

　　　　石学敏教授の専門は，針灸学と内科学である。天津中医学院第1附属医院は，中国七大重点医院の1つであり，とりわけ針灸部門においては全国一の実力と規模を有している。中国針灸臨床研究センターも同医院に設置されている。同医院は石学敏教授の指導のもとに針灸部には13の科が設置されており，中国でも最大規模の針灸臨床および基礎研究基地となっている。

著　書：『針灸配穴』主要著者，1978年出版，『実用針灸学』主編，1982年出版，『霊枢経証状と臨床』，『針灸治療急証手冊』

近年の著書：『中国針灸臨証精要』，『中国針灸治療学』，『石学敏針灸医案』

論　文：この28年来，発表論文は30余篇におよぶ。また中風治療のために開発された中薬「脳血栓片」は，中国では中風患者の不可欠の薬とされている。「醒脳開竅法治療における実験研究」，「脳血栓に対する針灸治療の原理研究」，「針刺手法量学研究」，「脳に対する針刺作用の形態学研究」，「針灸による中風後遺症治療の研究」等の研究成果は，国家および関係研究部門から非常に高い評価をうけている。

【監修者略歴】

兵頭　明
1954年　愛媛県生まれ。
1981年　関西大学経済学部卒業。
1982年　北京中医学院中医系卒業，中医学士取得。
1984年　明治鍼灸柔道整復専門学校卒業。
現　職：学校法人衛生学園（旧・後藤学園）中医学教育臨床支援センター長，天津中医薬大学客員教授
著　作：『針灸学』四部作［基礎編］［臨床篇］［経穴篇］［手技篇］共著・監修（東洋学術出版社刊），『東洋医学概論』『東洋医学臨床論』共著（医道の日本社刊），『看護のための最新医学講座』第33巻共著（中山書店），『徹底図解東洋医学のしくみ』監修（新星出版社）。
翻　書：『臨床経穴学』『中医鍼灸臨床発揮』『中医弁証学』訳，『黄帝内経素問』『中国傷寒論解説』『金匱要略解説』『難経解説』『針灸経穴辞典』『針灸捕瀉手技』共訳（以上，東洋学術出版社）ほか多数。

【訳者略歴】

神田　彰久
1954年　神奈川県生まれ。
1985年　東京衛生学園専門学校卒。
1988年　1年間，天津中医学院第1附属医院に臨床研修留学。
1990年　医療法人財団天京会牧田クリニック非常勤
現　職：神田治療室院長

渡辺　明春
1964年　神奈川県生まれ。
1986年　小田原衛生学園専門学校卒。
　　　　東海大学文学部卒。
1986年　北京中医学院に1年間留学。
1987年　天津中医学院に1年間留学。
1986年　学校法人後藤学園中医学研究室勤務
現　職：東京衛生学園専門学校はりきゅうマッサージ治療室室長

写真でみる脳血管障害の針灸治療
――「醒脳開竅法」の理論と実際

1991年5月15日	第1版第1刷発行
2021年5月20日	第5刷発行

■著　者　　石　学敏
■監　訳　　兵頭　明
■訳　者　　学校法人衛生学園（旧・後藤学園）中医学教育臨床支援センター
■発行者　　井ノ上　匠
■発行所　　東洋学術出版社
　〒272-0021　千葉県市川市八幡2-16-15-405
　販売部　電話 047（321）4428　FAX 047（321）4429
　　　　　e-mail　hanbai@chuui.co.jp
　編集部　電話 047（335）6780　FAX 047（300）0565
　　　　　e-mail　henshu@chuui.co.jp
　ホームページ　http://www.chuui.co.jp

印刷・製本―――丸井工文社

◎定価はカバーに表示してあります　◎落丁，乱丁本はお取り替えいたします

©1991 Printed in Japan　　　ISBN978-4-924954-87-8　C3047